中老年人健康长寿一本通

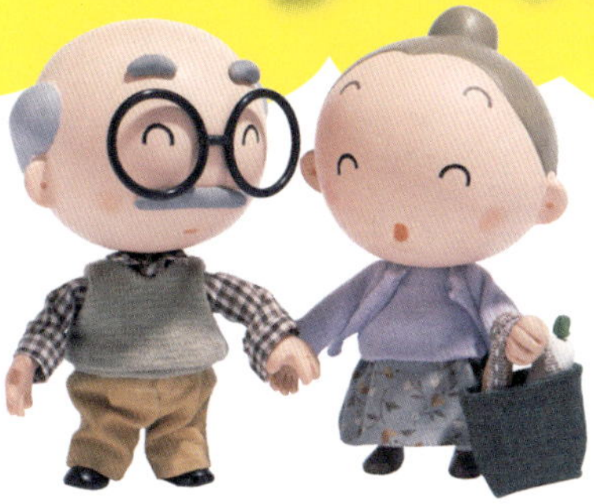

南宁市卫生和计划生育委员会
南宁市防治艾滋病办公室
南宁市中医医院
南宁市卫生信息中心
南宁市部分重点县艾滋病疫情影响因素研究课题组
南宁市50岁以上老年人艾滋病感染现状影响因素研究课题组
编著

广西科学技术出版社

图书在版编目（CIP）数据

中老年人健康长寿一本通/谢宗务主编.一南宁：广西科学技术出版社，2017.3（2018.10重印）
ISBN 978-7-80763-801-8

Ⅰ.①中… Ⅱ.①谢… Ⅲ.①中年人—保健—基本知识 ②老年人—保健—基本知识 Ⅳ.①R161

中国版本图书馆CIP数据核字（2017）第017440号

中老年人健康长寿一本通

主编　谢宗务

策划 / 组稿：黎志海
封面设计：韦娇林
责任编辑：黎志海　姜连荣
责任校对：卢缤祖
责任印制：韦文印

出版人：卢培钊
出版发行：广西科学技术出版社
社　址：广西南宁市东葛路 66 号
邮政编码：530022
网　址：http://www.gxkjs.com

经　销：全国各地新华书店
印　刷：广西恒邦彩色印刷有限公司
地　址：南宁市高新区振华路28号　邮政编码：530007
开　本：787 mm × 1092 mm　1/16
字　数：194 千字　印　张：11
版　次：2017 年 3 月第 1 版　印　次：2018年 10 月第 4 次印刷
书　号：ISBN 978-7-80763-801-8
定　价：32.00 元

质量服务承诺：如发现缺页、错页、倒装等印装质量问题，可直接向本社调换。

《中老年人健康长寿一本通》

编 委 会

编　　著　南宁市卫生和计划生育委员会

南宁市防治艾滋病办公室

南宁市中医医院

南宁市卫生信息中心

南宁市部分重点县艾滋病疫情影响因素研究课题组

南宁市50岁以上老年人艾滋病感染现状影响因素研究课题组

主　　编　谢宗务

副 主 编　汤晓斌　杨晓钊　岳　进　陈志明

编著人员　李洪波　陈世海　曾　伟　李　浩　罗　莎　陈　敏

黄炜增　牙廷艺　徐　斌　陆　华　邱羽琪　银帮婕

前言

养生是中医学特有的概念，古人称为摄生。所谓生，就是生命、生存、生长之意；养，即保养、调养、补养之意。概而言之，养生就是根据生命发展的规律，采取能够保养身体、减少疾病、增进健康、延年益寿的手段进行的保健活动。

人到中年，身体机能和自身的免疫力开始减退，疾病也会乘虚而入。因此，中老年人除了养生保健外，预防疾病也非常重要。

广西艾滋病疫情是严峻的。在艾滋病防治工作中，中老年人是一个特殊的群体，近些年来，中老年人因性途径感染艾滋病逐渐增多，已引起社会的广泛关注。如何在中老年人中开展性健康宣传，普及知识，降低因性途径感染疾病特别是艾滋病的风险尤为重要。养生强壮身体是防治艾滋病的基础，正因为如此，才有了《中老年人健康长寿一本通》一书的独特构思。

本书融养生保健、常见疾病防治和艾滋病防治宣传教育为一体，从中老年人常见慢性病、中老年人常见病症、性爱和延年益寿四个方面入手，介绍中医养生理念和常见保健方法，涉及面广，信息量大，是一部科学、实用、通俗的长寿养生手册。书中穿插生动的、深刻的艾滋病防治知识漫画，简明易懂，富有趣味性。

我们希望本书如一缕阳光，给您洒下一片温馨，静静地陪伴您走上健康长寿之路。

编委会

目录

第一章　中老年人常见病慢性病养生保健指南

（一）高血压病………………………………………………………… 2
（二）糖尿病…………………………………………………………… 8
（三）高脂血症………………………………………………………… 14
（四）冠心病…………………………………………………………… 19
（五）中风……………………………………………………………… 25
（六）肿瘤……………………………………………………………… 31
（七）老年痴呆症……………………………………………………… 35

第二章　中老年人常见病症及养生保健指南

（一）腰腿痛…………………………………………………………… 42
（二）失眠……………………………………………………………… 46
（三）便秘……………………………………………………………… 50
（四）健忘……………………………………………………………… 52
（五）耳鸣……………………………………………………………… 57
（六）尿频……………………………………………………………… 60
（七）抑郁……………………………………………………………… 66

第三章　性爱养生保健指南

（一）性爱使人年轻…………………………………………………… 70

（二）男女性生理的差异…………………………………………… 74
（三）每月多少次性爱为好………………………………………… 77
（四）中老年人性兴奋及高潮的特点……………………………… 80
（五）性爱过度的判断……………………………………………… 81
（六）如何提高“性趣”…………………………………………… 84
（七）中老年人性爱注意事项……………………………………… 88
（八）恰当使用性爱器具…………………………………………… 91
（九）性爱障碍的养生保健（1）：性交困难 …………………… 93
（十）性爱障碍的养生保健（2）：性交出血 …………………… 95
（十一）性爱障碍的养生保健（3）： 性欲缺乏 ……………… 97
（十二）性爱障碍的养生保健（4）： 勃起功能障碍 ………… 100
（十三）性爱障碍的养生保健（5）： 早泄 …………………… 106
（十四）性爱障碍的养生保健（6）：性欲亢进 ……………… 110
（十五）助“性”食物药物的应用……………………………… 114
（十六）认识性传播疾病………………………………………… 120
（十七）值得重视的艾滋病……………………………………… 124
（十八）广西习俗与性爱养生保健……………………………… 128

第四章　养生保健与延年益寿

（一）天天好心情…………………………………………………… 132
（二）生活环境和谐………………………………………………… 137
（三）练就好身板…………………………………………………… 141
（四）调养好身体…………………………………………………… 147
（五）四季饮食吃出健康长寿……………………………………… 152
（六）长寿之乡——广西…………………………………………… 155
（七）南宁的“后花园”——上林………………………………… 159
（八）常用养生保健中医经典名方………………………………… 162
（九）广西壮瑶民俗中的养生保健………………………………… 166

第一章
中老年人常见病慢性病养生保健指南

（一）高血压病

1. 认识高血压病

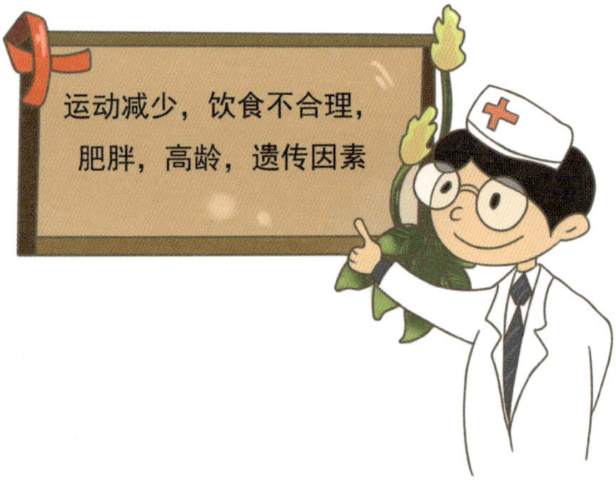

高血压病是一种常见病和多发病，且难以完全根治，即使已经治好，但如果情绪波动，或吃了某些不适宜的食物，或天气变化，血压马上会波动，病情又会复发。但是，高血压病也不是可怕的疾病，只要认真坚持自我调控，控制好情绪，调节好饮食，配合适当的药物治疗，危害性也不会太大。

中医认为，高血压病是一种由于五脏六腑功能失调，导致临床可测的血压升高，伴随发生头晕、头痛、耳鸣等症状的疾病。高血压病属于中医眩晕、头痛、耳鸣等病的范畴，以老年人多见，是中老年人的常见病、慢性病。根据各脏腑经络的虚实和气血的盈亏，辩证分型治疗高血压病，利用传统中医药特色进行治疗，对改善高血压患者群的生活质量有积极的意义。

根据血压水平、危险因素，结合器官如心、脑、肾和视网膜等脏器的受损情况，将血压分为1级、2级、3级，每级又分低、中、高和极高危组，级别越高，危险因素越多，越应当予以重视。

高血压病中医证型可分为肝阳上亢、肝肾阴虚、痰浊上蒙、气虚血瘀、肾精不足、气血亏虚。根据各证型的症状表现，选择合适的养生保健调治方法，才能维持血压的平稳，保证日常的活动。

2. 发病与节气

中医说“人天相应”，自然界气候变化，必然影响人的身体。同样，血压与气候关系密切，很多高血压患者都知道冬天血压不易控制，夏天血压控制得较好。这是因为冬天天气较冷，气温低，人体为了适应气候变化，血管收缩，导致外周血管阻力加大，血压上升，所以从立冬起，小雪、大雪、冬至、小寒、大寒这六个节气高血压病易发。如果患了高血压病，在这些节气应注重养生保健，避免血压波动。

3. 出现紧急情况后简单有效的处理方法

血压突然升高，紧急情况一般会出现恶心、呕吐、剧烈头痛、心慌甚至视线模糊等症状。此时应立即卧床休息，稳定情绪，不要紧张，并及时服降压药。如果服药和休息后病情无好转，应拨打120通知急救中心，送医院急救。

突然出现心悸气短、口唇发绀、肢体活动失灵、伴咳粉红色泡沫样痰时，要考虑有急性左心衰竭，应帮助患者双腿下垂，采取坐位，如备有氧气袋的，则让患者及时吸入氧气，并迅速拨打120通知急救中心。

高血压患者在劳累或兴奋后发生心绞痛，甚至心肌梗死或急性心力衰竭，心前区疼痛、胸闷并延伸至颈部、左肩背或上肢，面色苍白，出冷汗，此时应让患者安静休息，然后拨打120通知急救中心。

高血压患者发病有时会伴有脑血管意外，除头痛、呕吐外，甚至意识障碍或肢体瘫痪，此时要让患者平卧，头偏向一侧，以免意识障碍或剧烈呕吐时将呕吐物吸入气道，然后拨打120通知急救中心。

4. 调治方法

（1）生活起居

常言“生活方式决定健康”，好的生活方式和习惯能将大部分疾病拒之于门外，顺应四时的养生观念与保持健康的生活习惯能帮助人们保持健康状态。在避免吸烟、喝酒等不良嗜好的同时，建议按以下健康的生活方式调整。

①保持良好的生活方式和习惯。高血压病患者生活宜有规律，早睡早起，保证有充足的睡眠。早晨起来不宜急于起床，可在床上仰卧，小幅度地活动四肢和头颈部，待血液循环、大脑完全清醒之后，提示血液已经基本能够供应各脏腑器官的正常生理功能，方可改变体位，缓慢起床。脑力劳动过度、操心过多及房劳太过，均有可能导致血压升高。改变自己的行为方式和生活习惯，是保持血压平稳和恒定的基本条件。

②情绪调节。高血压患者易紧张、激动、焦虑，这些不稳定的情绪会导致血压急速升高，对高血压患者的生活造成影响。所以保持舒畅的心情，少发怒，不焦虑紧张，不恐惧，不过喜过悲，对机体气血阴阳的协调很有帮助。

③兴趣培养。拥有各种有益的兴趣爱好，享受一个充满乐趣的晚年。老年人之间应多交流，互相影响和培养更多有益的兴趣爱好，寄情于音乐、花卉、书画之中，或在游山玩水之时放松心情，在陶冶情操的同时使心境平和，有利于维持稳定的血压。

（2）保健养生

对老年人来说，过量、强度大的运动均不适宜。以循序渐进的方式增加活动量，选择缓和的运动方式更符合老年人的身体状态。

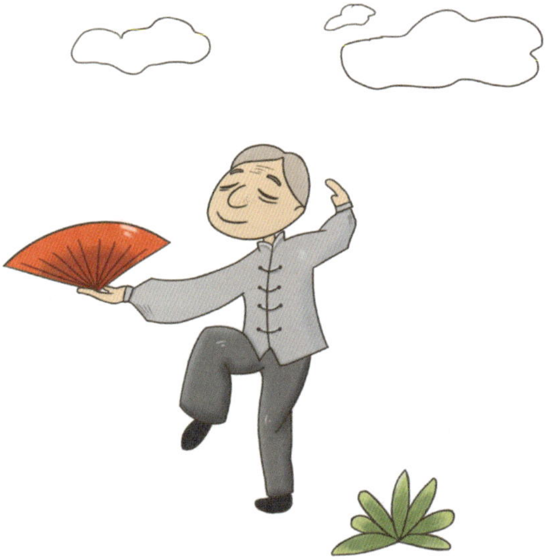

①养生太极拳。中国传统的太极拳是调理全身的一种运动方式，其动作柔和、姿势轻缓，以局部带动全身的健身运动，能使全身放松，血压平缓，心境平和，有助于消除外界刺激引起的血压升高，同时还可以改善机体内的平衡与协调，是一种很好的锻炼方式。太极拳可在户内亦可在户外进行，不受场地和人员限制，是一种只要每天坚持，就能够改善身体状态的运动方式。

②药枕。一天24小时中，除了日间的活动外，夜间的睡眠时间也是老年人调治高血压病的极佳时段。利用含有中草药成分的药枕作为睡眠时的调治，治疗效果不可估量。在睡眠中机体的气血阴阳皆处于平稳缓和的状态，此时利用药物的气味作用，可创造“在梦中治病”的条件。

药枕的制作方法：杭菊花、桑叶、野菊花、辛夷花各500克，薄荷、红花各150克。混合粉碎后另拌入冰片50克，装入布袋作枕头使用。每剂药可用3~6个月。为防潮，期间可取出药枕晒太阳。此法能够缓解因血压升高导致的头痛。此外，用菊花1 000克，丹皮、白芷、川芎各250克制成药枕，也有防治的功效。

③自我推拿保健。高血压病常见的头晕、头痛等症状，可通过按揉头部的疼痛部位来改善。当疼痛处的酸、胀、痛感等缓解了，头晕、头痛等症状即可得到改善。大量研究证实，按压足三里、合谷、内关、太冲、曲池等穴位有调节血压的作用，穴位的双向调节作用能使升高的血压平缓下降。

（3）饮食

①控制食盐量。正常成人以每天摄入6克食盐为宜，患高血压病尤其是合并有心、肾功能不全者应减量，一般每天只能摄入3~4克。摄入盐分的多少并不完全会导致高血压，盐分在体内的吸收情况是另一个决定因素。

②控制饮食。高血压患者每天的饮食量应根据个人体质情况选择调配。控制和减少高脂肪、高糖、高胆固醇类食物的摄取，以防止过度肥胖和高血脂。鱼类、大豆制品、蔬菜、水果和杂粮富含蛋白质、维生素、微量元素和纤维素，具有降低血脂、降低血压、维护血管功能和防治心脑血管疾病的作用。

5. 有降压作用的药物和食物

（1）有降压作用的药物

有降压作用的药物有菊花、绿茶、决明子、青葙子、桑叶、荷叶、葛根、夏枯草、秦艽、车前子、泽泻、薏苡仁、火麻仁、郁李仁、大黄、天麻、石决明、槐花、黄精、枸杞子等。

①菊花茶。菊花以苏杭一带所产的大白菊或小白菊最佳，每次用3克左右泡茶饮用，每天3次；也可用菊花加金银花、甘草同煎代茶饮用，有平肝明目、清热解毒的特效，对高血压、动脉硬化患者有显著的疗效。

②山楂茶。山楂所含的成分可助消化、扩张血管、降低血糖、降低血压，经常饮用山楂茶，对治疗高血压具有明显的辅助作用。

③荷叶茶。荷叶的浸剂和煎剂具有扩张血管、清热解暑及降血压的功效，荷叶还是减肥去脂的良药。将鲜荷叶半张洗净切碎，加适量水，煮沸放凉后代茶饮用，可治疗高血压。

④首乌茶。首乌具有降血脂、减少血栓形成的功效。血脂增高者常饮首乌茶，疗效十分明显。取首乌20~30克，加水煎煮30分钟，待温凉后代茶饮用，每天1剂。

⑤葛根茶。葛根具有改善脑部血液循环的作用，对因高血压引起的头痛、眩晕、耳鸣及腰酸腿痛等症状有较好的缓解功效，经常饮用葛根茶对治疗高血压具有明显的疗效。将葛根洗净切成薄片，每天30克，加水煮沸后当茶饮用。

⑥莲子心茶。莲子心味极苦，具有极好的降压去脂功效。用莲子心12克，开水冲泡代茶饮用，每天早、晚各1次，除能降低血压外，还有清热、安神、强心的特效。

⑦决明子茶。决明子具有降血压、降血脂、清肝明目等功效。每天用15~20克决明子泡水代茶饮用，对治疗高血压有特效。

⑧玉米须茶。玉米须不仅具有很好的降压作用，还具有止泻、止血、利尿和养胃的功效。泡茶饮用每天25~30克。在临床上应用玉米须治疗因肾炎引起的水肿和高血压，疗效尤为明显。

（2）有降压作用的蔬菜

有降压作用的蔬菜有芹菜、芥菜、茼蒿、胡萝卜、黑木耳、洋葱、紫菜、西红柿、大蒜、香菇、海带等。

（3）有降压作用的水果

①柑橘。柑橘含有维生素C、葡萄糖等10多种营养成分，对慢性肝炎引起的高血压，柑橘可以提高肝脏的解毒作用，加速胆固醇转化，防止动脉硬化。

②山楂。山楂能扩张血管，降低血压和胆固醇。

③香蕉。香蕉含有淀粉、果胶、维生素A、维生素B、维生素C、维生素E等。

④柿子。柿子含有10多种营养素，其治疗高血压、痔疮出血、动脉硬化的效果受到人们的重视。

⑤苹果。苹果含苹果酸、维生素A、维生素B、维生素C等10多种营养素，常吃有益于嗜盐过多的高血压患者。

⑥菠萝。从菠萝汁中提取的蛋白水解酶，临床上用于抗水肿和抗类风湿。常食菠萝能加强人体内纤维蛋白的水解作用。

⑦杨梅。杨梅富含苹果酸、琥珀酸，有降压、安眠、清热生津的功效。

⑧甜瓜和西瓜。甜瓜有清热除烦、生津健胃、消除胀满的作用。西瓜对高血压有良好的调节作用。

⑨荸荠。荸荠含粗蛋白质、钙、磷、铁、维生素C等多种营养物质，鲜荸荠有良好的降压和化痰作用。

（4）有降压作用的食材

①主食类。米饭、面类、葛粉、芋类、软豆类。

②肉类。鱼（首选）、牛肉、瘦猪肉、鸡肉。

③叶菜类。芹菜、菠菜、白菜、苋菜、韭菜、黄花菜等。

④根茎类。芦笋、白萝卜、胡萝卜、茭白、荸荠。

⑤水产类。海带、紫菜、海蜇、海参、海藻、牡蛎、鲍鱼、虾（不宜多吃）。

⑥其他。蛋、低脂高钙牛奶、食醋、豆制品、黑木耳、银耳、香菇。

艾滋病防治知识 01

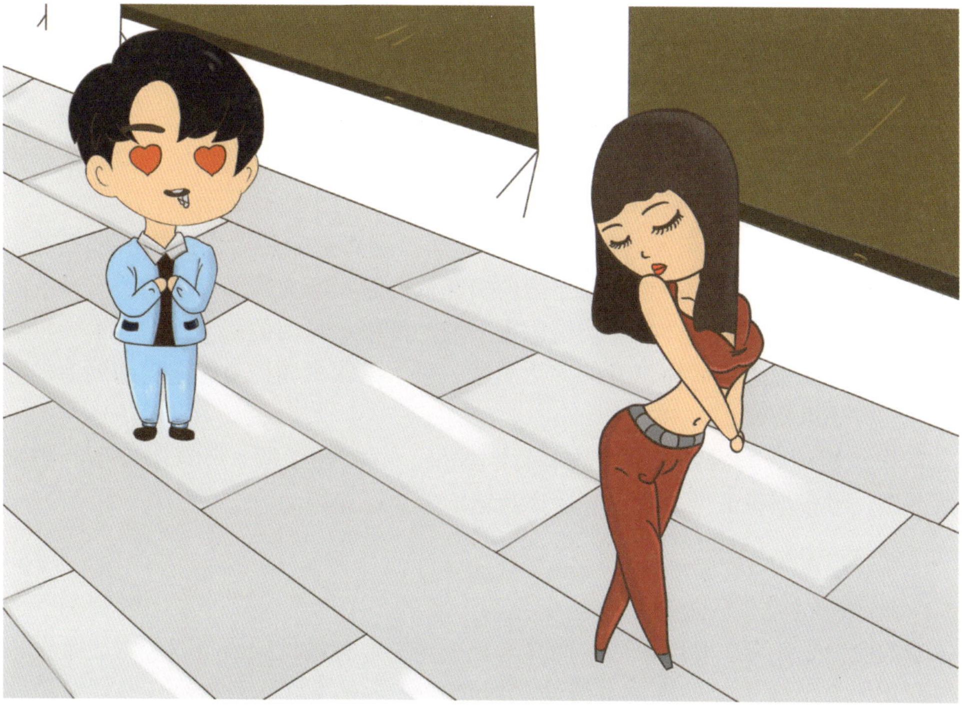

各个年龄段的人都有感染艾滋病的可能。15~49岁处于性活跃期的青壮年人所占比例较大，南宁市2012年报告的病例中60岁以上的老年人占30%以上，比例也不小。

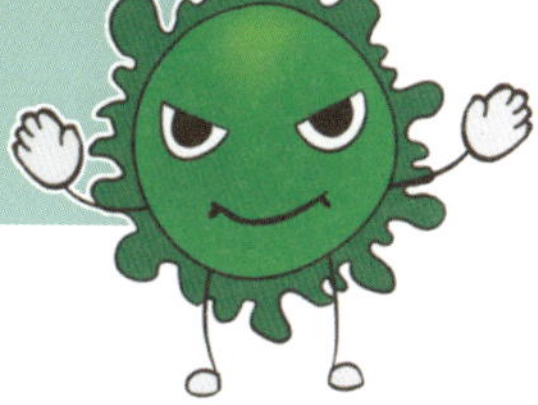

（二）糖尿病

1. 认识糖尿病

糖尿病自古就有，中医称之为消渴症。我国最早的医学著作《黄帝内经》中就有记载：糖尿病患者血糖偏高，典型症状表现为“三多一少”——多尿、多饮、多食、体重减少。此外，除了“三多一少”的症状，唐朝名医甄立言还率先发现可以通过尿液气味辨别糖尿病——消渴症患者的小便有甜味。

糖尿病作为中老年人的常见病、多发病，患者数量随着国民生活水平的提高而逐年增加。长期而持续的高血糖会引起肾、眼、心血管、神经系等多系统的功能损伤，糖尿病及其并发症严重危害人们的健康。目前的医学技术尚不能根治糖尿病。为了提高糖尿病患者的生活质量，科学的饮食调控对糖尿病的调治最为重要，应予以重视。

中医辨证分型将消渴症分为肺胃阴虚型、气阴两虚型、肝肾阴虚型、阴阳两虚型，可根据各证型的特点，选择合适的养生保健调治方法。

2. 发病与节气

糖尿病的发生、血糖水平的变化与季节的关系非常密切。在一般情况下，冬季的血糖要比春、秋两季高，而夏季是一年中血糖最低的季节。患者应重视天气变化、季节变更，冬春季节应注意保暖，夏季应注意补充水分，做好血糖监测，根据情况调整治疗方案。

（1）季节变换对血糖的影响

季节变换可能影响患者的饮食和睡眠，从而影响血糖的控制。恶劣天气（如狂风暴雨、阴雨连绵等）可能影响患者的情致，使患者焦虑烦恼，从而导致血糖升高。冬季气候寒冷，尤其是天气突然变冷，糖尿病容易反复或恶化。

（2）冬季对血糖的影响

天寒地冻，人们的食欲大增，面对色香味俱全的饭菜，糖尿病患者往往难以控制食量，致使进食过多，长此以往会使病情加重。所以，无论何种类型的糖尿病及病情轻重（有无并发症），均应长期严格执行饮食疗法，在医生的指导下，根据体重及并发症等情况制订饮食方案，尽量做到合理分配膳食的种类和数量，才能有效控制病情。

（3）夏季对血糖的影响

夏季身体出汗较多，水分流失增多，糖尿病患者更觉口干难耐，尤其要注意饮水。饮水应选择矿泉水、淡茶水、纯净水等天然饮品，既补充水分又清凉解暑。不要饮用含糖饮料，以免血糖升高，甚至诱发高渗昏迷。

夏季大量水果上市，糖尿病患者要抵御住水果的诱惑，以免血糖波动过大。夏季户外活动多，要注意运动时间和运动量，运动不可过度，以免失水过多而加重病情或突发低血糖。

3. 出现紧急情况后简单有效的处理方法

一旦糖尿病患者出现反应迟钝、昏睡、神志不清等严重情况，呼气有烂苹果味，可能是糖尿病酮症酸中毒，应紧急拨打120通知急救中心，同时给患者大量饮水，可饮用淡盐水、白开水、淡茶水等。

若发生糖尿病非酮症性高渗综合征，家人应紧急拨打120通知急救中心。如果患者还未昏迷，让其大量饮用温开水，平卧，松开衣领、裤带，头偏向一侧，及时清理口腔内的呕吐物，保持呼吸道通畅，有条件的可给患者吸氧气。

糖尿病患者如果出现乏力、冒冷汗，有饥饿感，可能是低血糖，可给患者补充含糖食物，不能缓解时应尽快去医院就诊。如果患者意识丧失，千万不能给患者喝糖水等饮料，此时可将蜂蜜、果酱或葡萄糖果胶等涂抹在患者的牙床和口腔黏膜上，要将不省人事的患者的头偏向一侧，以免呼吸道被堵塞。

糖尿病患者突然出现胸闷、呼吸困难或胸痛，应引起重视，可能会出现冠心病心绞痛或急性心肌梗死。应立即停止一切活动，原地坐下或躺下安静休息，千万不能再动，并立即开窗通风，同时解开患者的衣领、裤带、文胸等。如有硝酸甘油片和阿司匹林，要让患者舌下含服1~2片硝酸甘油片，若无效，3~5分钟后再次服用，并每3~5分钟服用1次，同时将300毫克阿司匹林嚼碎服下，还应紧急拨打120通知急救中心。

若发生脑血管病变，应紧急拨打120通知急救中心，让患者躺下，保持头高脚低，同时让患者的头偏向一侧，以免呕吐物堵塞呼吸道，有条件的可给患者吸氧气。

4. 调治方法

（1）生活起居

①适量运动。中老年糖尿病患者多以Ⅱ型糖尿病为主，适当的运动有利于减轻体重，有益于临床多见尤其以肥胖为主要特征表现的糖尿病患者。现代医学

研究表明，运动可增强心肺功能，增强机体的运动能力及体力，消除应激反应，改善神经功能状态，预防或控制并发症的发生发展，对改善血糖和血脂的代谢紊乱亦有很好的作用。

糖尿病患者应结合个人的身体条件、兴趣爱好、运动场合、疾病禁忌等，选择适当的运动项目和运动方式，其中以太极拳、太极剑、保健气功等传统健身法最为适宜。此外，散步、慢跑、交谊舞等强度较低的运动也对糖尿病患者有好处。能轻微出汗，呼吸轻度加快，但不会导致气促，休息后可恢复常态的运动，皆能提高心肺功能，消耗多余的脂肪，舒畅身心，消除精神压力，改善糖尿病病情，适合老年糖尿病患者。重症患者应注意休息，减少运动量，以养神、养气血、保精。

②情致调摄。中西医皆认为，强烈的情绪波动或精神刺激，与糖尿病的发生和发展关系密切。精神情致养生对糖尿病的防治至关重要，除了药物控制血糖和饮食调控之外，保持乐观向上的心态，做到清静养神、适度用神、节欲守神、怡情畅神，对糖尿病患者的生活质量有决定性的作用。

（2）保健饮食

正常人在进食后，随着消化吸收，血糖升高，在定期服用药物控制病情加重的同时，合理科学地调配糖尿病患者的饮食尤为重要。需要打破“多吃降糖药可以多吃饭”的错误观念，少吃多餐才能在既保证了热量和营养供给的基础上，又可以避免餐后血糖升高。

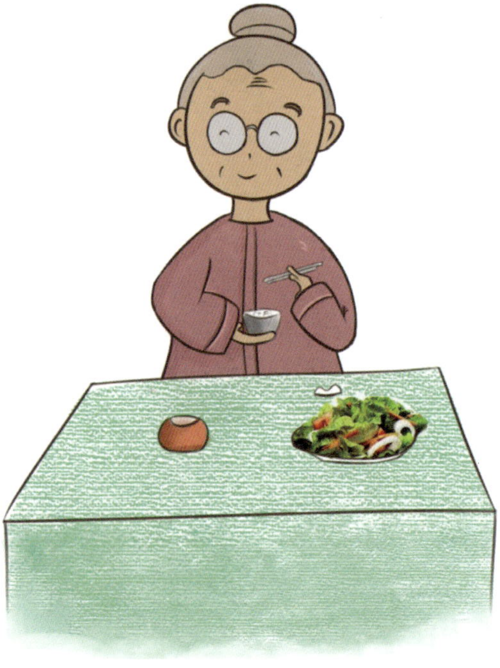

平时的膳食应以淀粉为主要成分，含糖量在3%以下的绿色蔬菜应算在主食的量中，如马铃薯、红薯、藕、山药、菱角、芋头、百合、荸荠、慈姑、大白菜、圆白菜、菠菜、油菜、韭菜、茼蒿、芹菜、莴苣、西葫芦、西红柿、冬瓜、苦瓜、黄瓜、茄子、丝瓜、芥菜、苋菜、龙须菜、绿豆芽、蘑菇和海带等。除黄豆以外的豆类，如赤小豆、绿豆、蚕豆、芸豆、豌豆

的主要成分也是淀粉，所以也要算作主食的量。瓜茄类、不含脂肪的清汤、茶、饮用水，可随意选用。同时少吃盐和含胆固醇的食物。

糖尿病患者少食多餐的饮食理念中，关于能否吃有甜味的水果一直是糖尿病患者关注的问题。水果应该在两餐之间血糖低的时候食用。血糖控制较好的患者可吃含糖量低的水果，如苹果、梨、橘子、橙子、草莓等，但量不宜多，因进食水果后血糖也会升高。香蕉中淀粉含量很高，虽然是水果，但也应算作主食的量。含糖量高的西瓜吃了以后，糖分被吸收得很快，应尽量不吃。

（3）药膳

根据糖尿病患者的脏腑虚实，选择适当的药物、食物制成药膳服用，能起到很好的辅助治疗作用。肺胃阴虚燥热型可选生石膏粥、生地黄粥、天花粉粥、菠菜银耳粥、猪胰玉米汤、五汁饮等；气阴两虚型可选山药粥、鹅肉粥、鸽肉山药玉竹汤、绿豆南瓜汤、炸笋片等；肝肾阴虚型可选山药萸肉粥、天门冬枸杞子粥、枸杞子炖兔肉、菠菜鸡内金山药汤、黑豆桑葚汤等；阴阳两虚型可选桂黄粥、杜仲核桃炖猪腰等。

5. 有降糖作用的食物

（1）紫菜

紫菜含有丰富的紫菜多糖、蛋白质、脂肪、胡萝卜素、维生素等，其中紫菜多糖能显著降低空腹血糖。糖尿病患者可于饭前食用紫菜，以降低血糖。一般可用紫菜做汤。

紫菜肉汤：紫菜10克，瘦猪肉50克，葱10克，麻油、味精、醋各适量。紫菜去杂质，漂洗干净。瘦猪肉剁成肉末，加少许精盐拌匀。锅内放入清汤、精盐、味精和肉末，煮熟时加入紫菜，再加入葱、醋、麻油即可。

（2）黑木耳

黑木耳含黑木耳多糖、维生素、蛋白质、胡萝卜素和钾、钠、钙、铁等，其中黑木耳多糖有降糖效果。动物实验表明，黑木耳多糖可以降低糖尿病小鼠的血糖。黑木耳可炒菜或炖汤，也可作配料。

凉拌黑木耳：取水发黑木耳250克，精盐、味精、蒜泥、姜末、麻油、鲜汤各适量。将黑木耳洗净，摘成小片，放入沸水中煮一下，沥干，放入盘中，用精盐、鲜汤、味精拌匀，放入姜末、蒜泥，淋上少许麻油即可。

（3）苦瓜

古代文献记载，苦瓜可治疗消渴症。现代医学报道，苦瓜提取物有显著的降低血糖的作用。苦瓜可煎汤或做凉菜，也可绞汁或晒干后泡茶饮。

干煸苦瓜：取苦瓜250克，瘦猪肉50克，芽菜3克，大豆油25克，麻油、葱花、姜末及盐各适量。将苦瓜切条，备用。瘦猪肉剁成末，芽菜切碎。起油锅，倒入苦瓜条、肉末、芽菜炒熟，加入调料即可。

（4）胡萝卜

胡萝卜含有多种类胡萝卜素、维生素和花色素等。实验证实，胡萝卜提取物有明显的降血糖作用。胡萝卜可生吃或捣汁食，亦可作配料。

干煸萝卜丝：取胡萝卜1根，肉末100克，盐、酱油适量。胡萝卜刨丝备用，肉末加酱油拌匀。起油锅，倒入肉末炒至变色，再下胡萝卜丝，放盐，用小火煸炒至胡萝卜丝变软即可。

（5）洋葱

洋葱含有气味物质硫醇、二硫化物、三硫化物、多种氨基酸等，具有较高的药用价值，能降血脂、抗血小板凝集、抗炎、平喘等，还有较好的降血糖作用。洋葱可生食或炒食。

虾米炒洋葱：洋葱150克，水发虾米30克，姜丝5克，食盐、酱油、色拉油、料酒、麻油、味精各适量。将洋葱去皮、洗净、切丝，水发虾米洗净。将料酒、酱油、食盐、姜丝、味精调成汁，备用。锅中加色拉油烧热，放入洋葱、虾米，加调味汁炒熟，淋上麻油即可。

（6）大蒜

大蒜含有多种含硫挥发性化合物、硫代亚磺酸酯类、苷类、多糖、脂类等，有很好的降血糖作用，并具有良好的杀菌、抗病毒、抗炎、消肿瘤、降血脂、保护血管、保肝等功效。大蒜可作为糖尿病患者的食疗方，可生食，也可煮食、煨食。

大蒜鸡丝粥：大蒜50克，大米300克，鸡胸肉100克，盐、油各适量。鸡胸肉洗净，切丝。大蒜切细丝，入油锅爆香，用小火炒至金黄色，捞起沥油备用。大米洗净，加水煮成粥。待粥将熟时，放入鸡丝，加盐调味，撒上大蒜丝即可。

（7）山药

山药含有薯蓣皂苷、多巴胺、盐酸山药苷、多种氨基酸等物质。近年来的药理研究表明，山药对糖尿病有较好的预防和治疗作用，能够抵抗肾上腺素和葡萄糖引起的血糖升高。山药可炖汤，也可炒食。

山药佳味汤：山药250克，冬笋120克，胡萝卜30克，香菇3朵，盐、味精各适量。将山药、冬笋、胡萝卜、香菇切薄片，水煮开后，放入各菜同煮至熟，加入盐、味精调味即可。

艾滋病防治知识 02

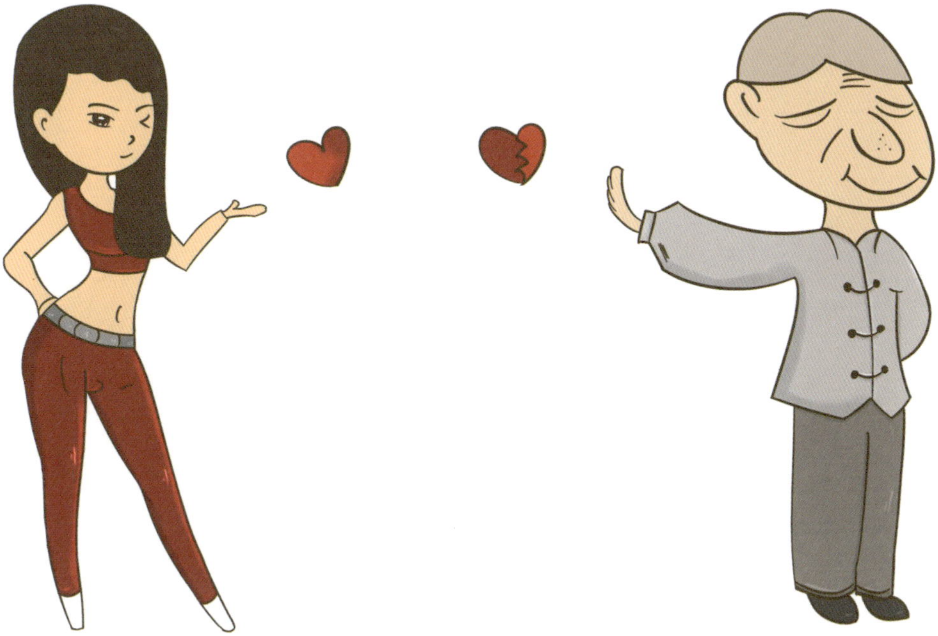

别以为艾滋病只是年轻人的事，老年人也不可以掉以轻心。老年朋友身体抵抗力下降，和感染艾滋病的人发生性关系时更容易感染艾滋病。所以夫妻间应互敬互爱，保持良好的夫妻关系，维持健康的性生活。

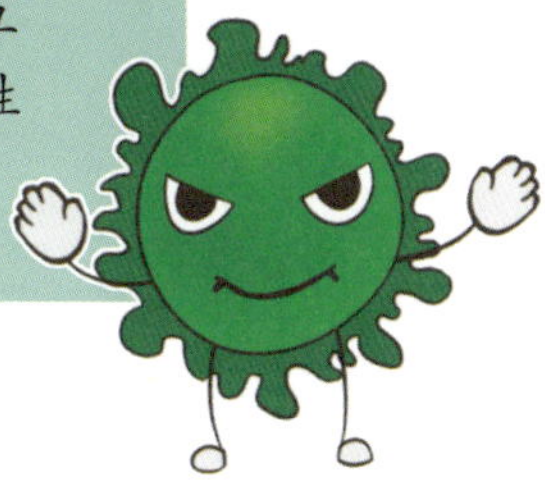

（三）高脂血症

1. 认识高脂血症

在抽血检查中，血浆中的一种或几种脂质高于正常指标，称为高脂血症。血脂异常分为高胆固醇血症、高甘油三酯血症或两者混合型高脂血症。

传统中医学中并无高脂血症的名称，根据临床表现和病理生理学将之归属于痰浊、血瘀的范畴。《辞源》对“膏”的解释：脂也，凝者曰脂，释者曰膏。《灵枢·卫气失常》记载：人有肥有膏有肉。常把膏脂并称，且由于过多的膏脂浊化而成湿浊、痰饮，使气血运行障碍，脏腑功能失调，导致高脂血症的发生。《内经》的“膏脂学说”是中医认识本病的理论依据。

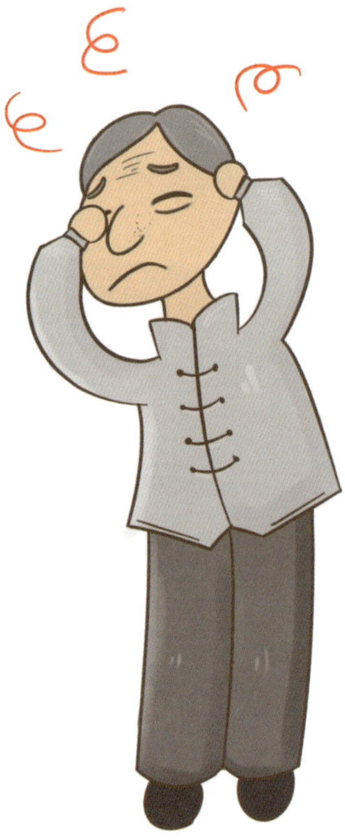

高脂血症患者多见体型肥胖、易疲劳、懒言等表现，可归为中医眩晕、头痛、胸痹、心悸等范畴。而脾失健运，痰湿内生；肾虚开合不利，水湿内停；肝气郁结，气滞血瘀；痰湿血瘀，留滞脉络等，都是导致本病的病因病机。根据症状辩证分为痰浊中阻、气滞血瘀、气血两虚、肝肾阴虚、脾肾阳虚、肝胆湿热等证型。

2. 发病与节气

高脂血症的高发病率与气候密切相关。秋、冬两季气温迅速降低，人体需要摄入大量的脂肪、蛋白质以维持体温。总热能摄入过多，总脂肪特别是饱和脂肪酸、动物蛋白质摄入过多，而不饱和脂肪酸（亚麻酸、亚油酸）、维生素E摄入过少，就会引起胆固醇和甘油三酯升高，导致高脂血症频发。

3. 出现紧急情况后简单有效的处理方法

单纯高脂血症出现紧急情况的不多，多是伴有心脑血管疾病出现，如心肌梗死、脑中风等，可参照相关疾病的紧急情况处理。但若高血脂患者突然暴饮暴食后出现腹部剧烈疼痛，极可能是患了急性胰腺炎，非常紧急，应立即送医院治疗。

4. 调治方法

作为“富贵病”的一种，高脂血症与冠心病及其他动脉粥样硬化的患病率和病死率密切相关，常常诱发如糖尿病、胆石症等其他疾病。坚持对高脂血症的治疗能够减轻其他严重心脑血管疾病的危险。第一，采用低脂肪、低胆固醇、低饱和脂肪酸饮食，即脂肪占每天总热量的20%~25%。第二，食糖不要太多。第三，减少每天摄入的总热量。第四，多运动。第五，多吃蔬菜和水果。在根据病情、危险因素和血脂水平决定药物治疗的过程中，饮食控制和运动锻炼是重点。

（1）适量运动

一天中若能够累计运动20~30分钟，对心血管的健康有明显改善作用。中老年人应根据个人的身体情况，选择适合自己的运动项目，如长距离步行、远足、慢跑、骑自行车、做体操、打太极拳、练气功、游泳、爬山、打乒乓球、打羽毛球等。

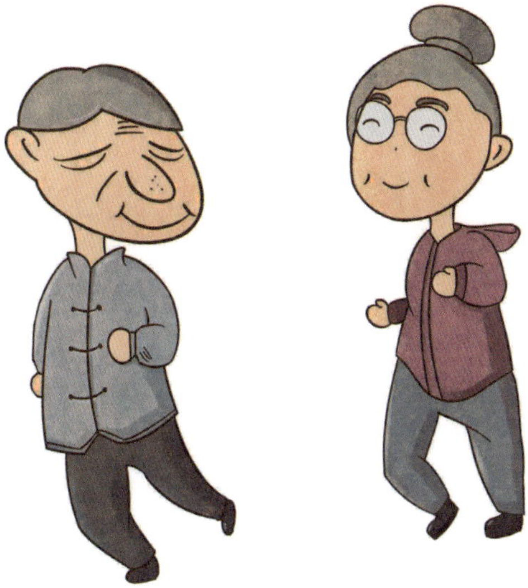

（2）合理膳食

在适当控制饮食、控制体重的情况下，应保持食物的多样化，避免食用过多的脂肪、糖、盐，宜食用含有适量淀粉和粗纤维的食物，宜少饮酒。

合理膳食四句话：有粗有细，不甜不咸，三四五顿，七八分饱。

合理膳食中的“红、黄、绿、白、黑”。“红”指西红柿和葡萄酒；

“黄”指黄色蔬菜及水果等；“绿”指绿茶和深色蔬菜；“白”指燕麦片、燕麦粉等；“黑”指黑木耳。

①茶。饮茶原则以清淡为好，以适量为佳，饭后少饮，睡前不饮，即泡即饮。不同的茶有不同的功效，绿茶清热利尿、抗肿瘤，红茶醒脑提神、降脂，花茶理气解郁，乌龙茶、普洱茶降脂减肥。

山楂二花茶：山楂、金银花、菊花各25克，放茶杯内，冲入开水，加盖片刻即可代茶随饮，有降脂作用。

消脂减肥茶：生首乌30克，生山楂15克，草决明15克，冬瓜皮20克，乌龙茶3克。先将前4味药共煎，去渣，以其汤液冲泡乌龙茶代茶饮用，每天1剂。连续饮用2个月为一疗程，一般服用3~5疗程。此方有降脂、活血、降压、利水等功效。

②首乌片。每次口服5片，一天3次，连服2~4个月。首乌降脂的主要机理是滋补肝肾，调整人体阴阳平衡。

此外，研究表明，针刺、艾灸、穴位注射、穴位贴敷对高脂血症有一定的治疗作用，自行按压内关、合谷、曲池、太冲、足三里、三阴交等穴对调节血脂也有作用。

5. 有降脂作用的药物和食物

（1）有降脂作用的中药

①以降胆固醇为主的中药。有何首乌、党参、蒲黄、泽泻、人参、灵芝、当归、川芎、山楂、沙棘、荷叶、薤白、牛膝、陈皮、半夏、柴胡、漏芦等。

②以降甘油三酯为主的中药。有黄连、黄芩、刺五加叶、甘草等。

③以降总胆固醇和甘油三酯的中药。有大黄、绞股蓝、银杏叶、女贞子、三七、枸杞子、冬虫夏草、人参、黑木耳、桑寄生、葛根、水蛭、茶叶、姜黄、虎杖、决明子、马齿苋、熊胆、月见草、大蒜等。

（2）有降脂作用的食疗方

①薤白粥。薤白15克，粳米100克，共煮粥食用。

②山楂荷叶饮。山楂15克，荷叶12克，水煎代茶饮。

③黑木耳羹。黑木耳6克，洗净泡开，入锅煮沸后文火煨烂，调入少许白糖服食。

④海带决明煎剂。海带30~50克，草决明20克，水煎服食。

⑤菊花饮。菊花、槐花、绿茶各5克，放入杯中开水冲泡，加盖浸泡10分钟，频频饮用。

⑥何首乌粥。何首乌60克，煎汁去渣，加粳米100克，大枣3枚，冰糖适量，同煮成粥。早、晚温热食用。

⑦海带海藻煲黄豆。海带、海藻各30克，黄豆150~200克，文火煲汤，加少量白糖调味。每天2次，温热食用。

⑧夏枯草煲猪肉。夏枯草20克，瘦猪肉50克（切薄片），文火共煲汤。每天2次，食肉饮汤。

⑨绿豆胡萝卜灌大藕。大藕4节，绿豆200克，胡萝卜125克，白糖适量。先将绿豆洗净，浸泡30分钟后沥干，再将胡萝卜洗净，切碎捣泥，用白糖与此二物调匀待用。藕洗净，靠近藕节的一端用刀切开，切下部分留作盖，将和匀的绿豆胡萝卜泥塞入藕洞内，塞满为止，并将切下部分盖回原处，再用竹签插牢，上锅隔水蒸熟当点心食用。

⑩玉米粉粥。先将粳米100克放入锅内，加水500~800毫升，煮至粳米开花后，调入适量玉米粉，使粥成稀糊状，再稍煮片刻即可。每天三餐均可温热服食。

艾滋病防治知识 03

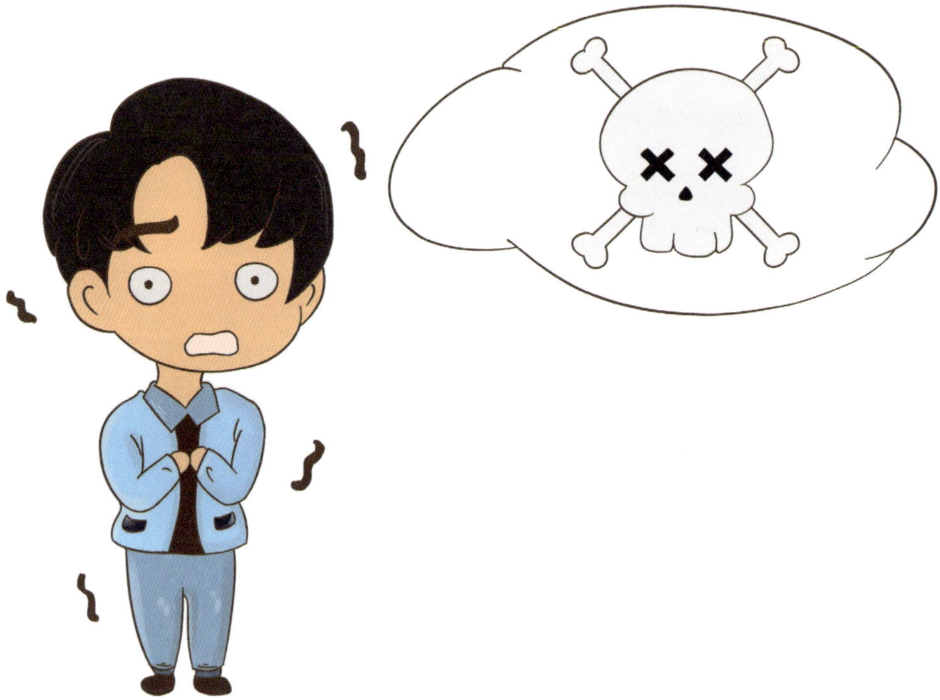

艾滋病是艾滋病病毒引起的一种严重的致死性传染病，可防可控但不可治愈。目前没有预防疫苗，发病之后最快半年就会死亡。

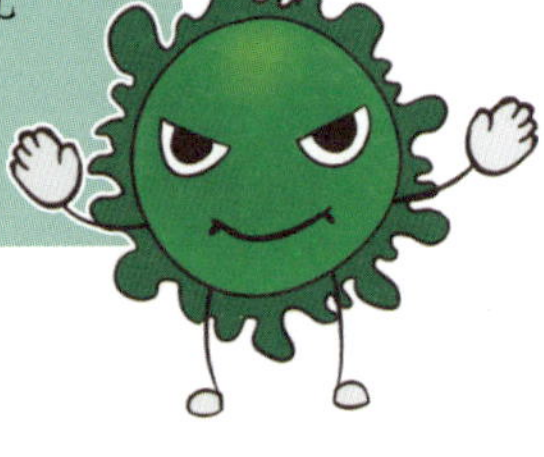

（四）冠心病

1. 认识冠心病

冠心病是冠状动脉硬化性心脏病的简称。由于脂质代谢不正常，血液中的脂质沉着在原本光滑的动脉内膜上，在动脉内膜一些类似粥样的脂类物质堆积而成白色斑块，称为动脉粥样硬化病变。这些斑块渐渐增多造成动脉腔狭窄，使血流受阻，导致心脏缺血，产生冠心病。按照世界卫生组织的规定，心绞痛和心肌梗死都属于冠心病。

冠心病属于中医的胸痹、真心痛、厥心痛范畴。中医学认为冠心病是虚实夹杂的本虚标实证。临床表现随个体不同而有很大的差别，论治时视病情变化而定。急则治其标，缓则治其本，或标本同治，使心胸之阳舒展，血脉运行畅通。治本采用温阳益气、滋阴养血的方法；治标则用祛寒、祛痰、活血等法。总之，要辨虚实、明标本进行补虚或泻实，或标本兼顾，进行辩证分型治疗，才能取得良好的效果。

2. 发病与节气

中医学有“天人相应”的说法。人生活在自然界，一年四季春温、夏热、秋凉、冬寒的气候特点，影响人的生理、病理和心情。如在冬春气候变化的寒冷季节，心绞痛和心肌梗死的发病率会上升。

有专家分析选出了3个与冠心病发病有关的气候因素：一是气温；二是日变温差（相邻两天的气温差）；三是平均风速。

持续低温、阴雨和大风天气，冠心病容易发病。此外，在年平均气压高低不同的时期亦有显著差别，以气压低时发病率高。

恶劣天气如寒冷潮湿或大风天气时，冠心病发病率高，这是因为寒冷刺激，特别是迎风疾走，容易使交感神经兴奋，使心率加快，血压升高，体循环血管收缩，外周阻力增加，心肌耗氧量增多，同时也可诱发冠状动脉痉挛，使血管腔持续闭塞，或挤压斑块，使内膜损伤，血小板凝集，形成血栓使血管堵塞，导致急性心肌梗死。

3. 出现紧急情况后简单有效的处理方法

冠心病患者出现紧急情况时最好的办法就是紧急拨打120通知急救中心，同时不要忘记以下的自救方法。

（1）休息

无论是心绞痛还是心肌梗死，患者首先应立即停止一切活动，坐下或卧床休息，禁止奔走呼救或步行去医院。如在室外，应原地蹲下休息。因为静止可以减少心脏的负荷，从而减少心肌耗氧量，延缓心肌细胞因缺氧而坏死。同时精神应放松，不要过度紧张。如在冬季野外发病时，应注意保暖。

（2）通畅呼吸

顺畅、有效的呼吸对冠心病急性发作的患者尤为重要。应该立即开窗通风，保持室内空气新鲜。同时解开患者的衣领，及时清除其口腔内的呕吐物，以免误吸造成气道阻塞。家属还应不断地安慰患者，避免患者过度紧张造成气道痉挛，引起窒息。有条件的可立即经鼻给氧。

（3）服用硝酸甘油

有冠心病病史者应常备急救药物。一旦心绞痛发作，可立即舌下含服硝酸甘油1片，在1~2分钟内就能奏效，作用持续约半小时。或含服消心痛1~2片，一般5分钟奏效，作用持续2小时。

心绞痛的发作一般在休息及服用硝酸甘油后几分钟即可缓解，否则要考虑心肌梗死的可能。此时硝酸甘油片可增至每3~5分钟用1次，或口服冠心苏合丸。一些针对冠心病急性发作的喷雾制剂（如硝酸异山梨酯气雾剂）也可在短时间内起效。如患者烦躁不安，可让其口服1片安定，也可指掐或针刺内关（位于腕横纹上2寸，相当于其本人三横指处，在两筋之间取穴）等穴位。在进行上述处理的同时，应迅速拨打120通知急救中心。

（4）心肺复苏

冠心病发作最危险的一种类型和最常见的死亡原因是心脏骤停，常称为冠心病猝死。对于这种情况，在心跳、呼吸停止后的4分钟是急救的关键时间。这时大脑内的能量尚未耗尽，给予及时的现场急救，可能会使猝死者起死回生。如果超过4分钟，则脑细胞会因严重缺血、缺氧而坏死，患者几乎没有生还的可能，即使存活下来，大多会成为植物人。

那么如何现场抢救猝死者呢？在请人向急救中心呼救的同时，应立即将患者仰卧在木板上，然后按以下步骤进行抢救：

①打开气道。由于猝死者舌根向后坠落，不同程度地堵塞了气道入口处，

因此首先要给患者通畅气道。目前国际上通用仰头举颏法，方法是急救者位于患者一侧，用一只手置于患者的前额，用力往下压，另一手的食指和中指置于患者下颏（下巴）用力往上举，使患者的气道充分打开。

②人工呼吸。此时猝死者肺脏已塌陷，故第一次需用力吹两口气，观察到胸腹部有起伏即可。而后每分钟吹气12~16次。注意吹气时应捏闭患者的鼻孔，并口对口密封。由于急救者吹出的气中18%是氧气（大气中含21%的氧），只要吹气正确，可以使患者得到充分的氧。

③胸外心脏按压。即用人工的方法使心脏跳动，让流动的血液把肺部的氧送至大脑和其他重要脏器。急救者可用一手掌根放置于患者的胸骨中下1/3处，另一手掌根重叠于前一手背上，然后两手臂绷直，用腰部的力量向下按压，深度为3.5~4.5厘米，频率为每分钟80~100次。

以上是心肺复苏术。如果单人操作，则以15：2进行，即15次胸外心脏按压和2次人工呼吸交替进行；如果是双人操作，则以5：1进行，即5次胸外心脏按压和1次人工呼吸交替进行。

心肺复苏不能随意停止，要一直坚持到救护车到达，及时把急救的“接力棒”传给随车医生，则可望大大地提高患者的生存率。

4. 调治方法

（1）生活起居

①室内外温差不宜过大。室内外温差以不超过8 ℃为宜，因为忽冷忽热容易引起外周血管收缩，回心血流量明显增加，从而加大心脏的负荷。

②睡眠要充足。冠心病患者睡眠不足时会引起交感神经系统亢进，分泌肾上腺素引起心跳加快，心机耗氧量增加，从而导致心血管疾病。

③运动要适度。冠心病患者锻炼要适度，以使供血量和需血量相平衡。超负荷运动极易导致心脑血管急剧缺血、缺氧，可能造成急性心肌梗死或脑梗死。

④多喝水。夏季出汗较多，身体水分流失较快，冠心病患者的血黏稠度较高，水分不够易导致缺血或心脑血管堵塞。因此，平时要养成定时喝水的习惯。

（2）保健养生

①饮食宜清淡。多食用含有粗纤维的食物，即多吃粗粮、干豆类、蔬菜和水果等，膳食中的纤维有降低胆固醇的作用。

②少食多餐。饮食过饱，胃会直接压迫心脏，加重心脏负担，还会导致心血管痉挛，甚至发生心绞痛和急性心肌梗死。冠心病患者宜少食多餐，晚餐只吃

到七八成饱。

③避免情绪的波动。中医认为心主血脉而藏神，若情志畅达则气血调和。如果情志过度（如怒气伤肝、思虑伤脾、悲哀伤肺、惊恐伤肾或过喜伤心）会导致心血瘀滞或虚损。所以冠心病患者要注意保持情绪的稳定，不要过度兴奋、激动、生气、劳累、悲伤等，以免导致冠心病的复发。

④注意季节的变化。中医认为冬季人体阴盛阳衰，容易造成寒凝气滞、瘀血阻络的现象，所以冠心病患者冬季要注意防寒保暖，外出应戴口罩或帽子，避免寒风直吹和在雪地奔走。总之，应注意春季防风，夏季防暑，长夏防湿，秋季防燥，冬季防寒。

⑤推拿保健。

A. 点按内关穴。中医学认为心经为本经，心包络经则与心经互相联络，心脏有邪，心包络直受其过，若心脏有病，可反映于心包络经。内关穴是手厥阴心包络经的重要合穴，能治疗冠心病等心脏病。当心绞痛、心律失常发作时，用力不停地点按内关穴，每次3分钟，间歇1分钟，能迅速止痛或调整心律。

B. 揉灵道穴。灵道穴为手少阴心经的经穴，位于小指内侧腕关节上1寸（指中医的同身寸法）处。冠心病患者犯病时，可先用拇指轻揉灵道穴1分钟，再重压按摩2分钟，最后轻揉1分钟，每天上午、下午各揉1次，10天为一疗程，间歇2~3天再进行下一疗程。揉按后心绞痛症状明显减轻，心电图亦有改善。

C. 选膻中穴或背部两侧膀胱经的肺俞、心俞、厥阴俞等穴，用拇指做按揉法、腕推法、一指禅点按法，每次15分钟，每天1次，15次为一疗程，胸痛心悸、气短乏力、阵发性呼吸困难等均有不同程度的改善。

5. 有防治冠心病功效的食物

冠心病不是一朝一夕可治好的病，需要依赖食疗慢慢调整。多吃豆类、纤维素类食物对心脏很有益处。

（1）洋葱

洋葱具有降低胆固醇的功效，不论是生吃、油煎、炖或煮，洋葱永远是心脏的朋友。

（2）黑芝麻

黑芝麻含有不饱和脂肪酸和卵磷脂，能维持血管弹性，预防动脉硬化。

（3）黑木耳

食用黑木耳能刺激肠胃蠕动，加速胆固醇排出体外。此外，黑木耳中含抗血小板凝结物质，对动脉硬化、冠心病及阻塞性中风有较好的保健效果。

（4）坚果类

坚果的营养价值很高，是预防心脏病的好食物。其含有丰富的不饱和脂肪酸和植物固醇，有助于降低人体血液中的坏胆固醇——低密度胆固醇。而且不少坚果如胡桃、核桃、杏仁、花生等含有鞣花酸，能抑制癌细胞的生长。坚果还含有多种对健康有益的维生素E、维生素B族和矿物质，而维生素E是抗氧化物，能预防细胞老化，降低心脏病、糖尿病、白内障等的患病风险。

（5）黄豆

黄豆能促进体内脂肪和胆固醇的代谢，保持血管通畅。除了将黄豆做成豆浆、豆腐之类，还可以和米饭一起煮，做成黄豆饭。煮饭前先将黄豆用冷水泡4小时，然后再换水和米一起煮，这样能避免胀气。

（6）燕麦

燕麦含有丰富的亚油酸和维生素B族，经常食用燕麦，可平衡营养，预防高血压和心脑血管疾病。燕麦可用水或牛奶煮，也可以和大米一起煮饭食用，既营养又美味。

（7）海带

海带属于可溶性纤维，比一般蔬菜纤维更容易被大肠分解吸收，加速有害物质如胆固醇排出体外，防止血栓形成和血液黏稠度升高，预防动脉硬化。

（8）菠菜和胡萝卜

菠菜中含有叶酸，服用叶酸可使心脏病患病率下降25%。胡萝卜中的胡萝卜素能使血管畅通，预防中风。菠菜最好炒熟后再食用，因为其含有大量的草酸，易妨碍钙的吸收。胡萝卜最好用油炒一下，这样才能使胡萝卜素被人体吸收。

（9）大蒜

大蒜是保健食物，它能带走有损心脏的胆固醇，能够降低引起心脏病的物质——低密度脂蛋白的含量，还能够降低血小板的黏滞性，阻止血液凝固，预防血栓的形成。每天吃1~3瓣大蒜，最好是未经加工或未除蒜味的大蒜，对冠心病有预防作用。

（10）水果类

①苹果。苹果富含纤维物质，可补充人体足够的纤维质，降低心脏病的发病率，还可以减肥。

②香蕉。香蕉钾元素的含量很高，这对人的心脏和肌肉功能很有益处。

③樱桃。樱桃能帮助保护心脏健康。在对心脏有益的食物中，樱桃排在首位。

④柚子。柚子可预防心脏病。

艾滋病防治知识 04

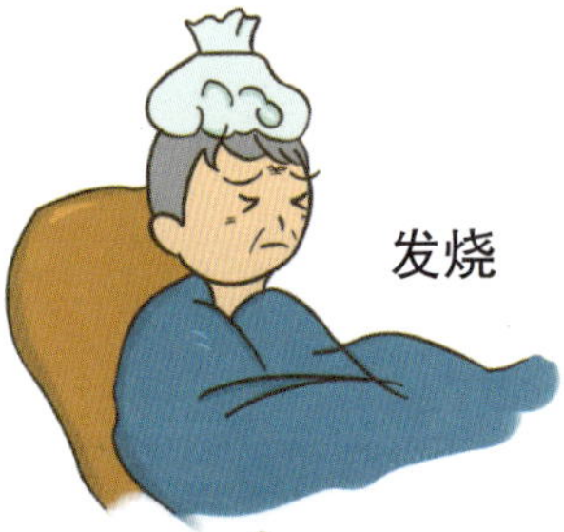

发烧

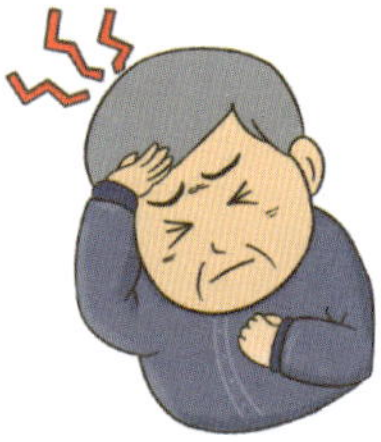

虚弱

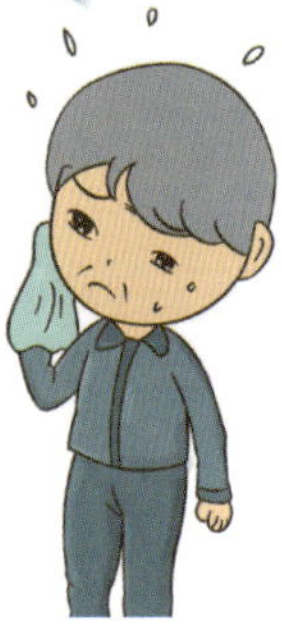

出汗

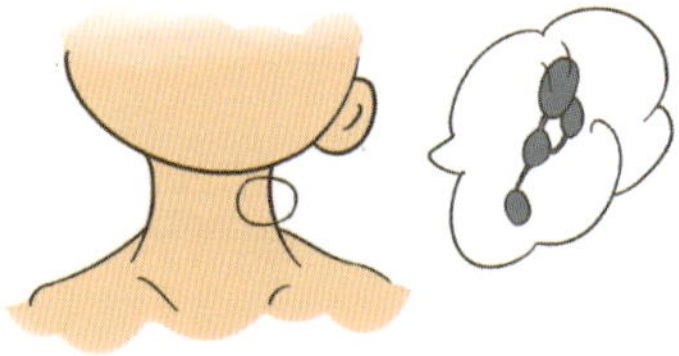

淋巴结肿大

艾滋病患者可以有持续发烧、虚弱、出汗、淋巴结肿大、明显消瘦、长期咳嗽、胸痛、长期腹泻、大便有血、皮肤溃烂等表现，普通治疗无效且反复发作不容易治愈。

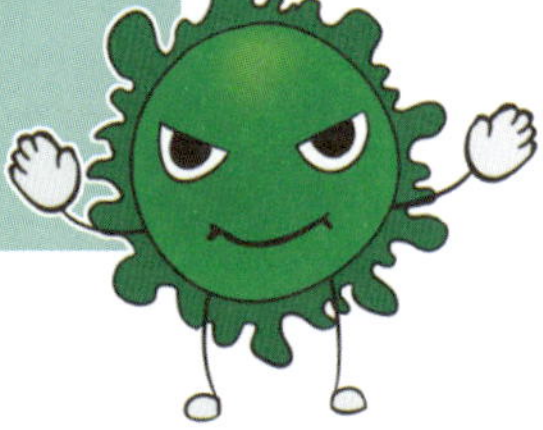

（五）中　风

1. 认识中风

中风（即脑血管疾病）是指人体脑部血管由于某种原因而造成颅内血液供应障碍，引起组织损伤的一组疾病。它包括脑出血、脑梗死和蛛网膜下腔出血，其中以脑梗死为常见。中风是严重威胁人类生命的三大主要死亡原因之一，具有发病率高、致残率高、死亡率高和复发率高的特点。因其发病急骤，证见变化迅速与风善行数变的特征相似，故以中风命名。如果中老年人突然出现下列症状，应警惕中风的可能，即所谓的中风先兆。

①突然发生眩晕。眩晕是中风发生的常见症状之一，可发生在任何时段，尤其以清晨起床时最多见。此外，在疲劳、洗澡后也易发生，特别是患有高血压的患者。

②突然发生剧烈的头痛。任何时段发生的剧烈头痛伴有或不伴有抽搐发作，近期有头部外伤史伴有昏迷、嗜睡，头痛的性质、部位等突然发生改变，用力咳嗽、排便时头痛加重等。

③血压异常。血压突然持续升高到200／120 mmHg以上，是发生脑出血的前期表现；血压突然降至80／50 mmHg以下，是脑血栓形成的前期表现。

④高血压患者鼻出血。这是一种值得注意的危险信号。如果频繁出现并且出血量较大，加上眼底出血、血尿等症状，为脑出血的前期表现。

⑤步态异常。步履蹒跚，一侧肢体无力；中老年人步态的突然改变并伴有肢体麻木、无力，是发生中风的先兆反应。

⑥哈欠不断。80%缺血性脑血管病患者，发病前5~10天会出现哈欠连连、精神萎靡等脑缺氧现象。

⑦记忆丧失。突然发生逆行性遗忘，无法回想起近日的事情。

⑧失语。说话含糊不清，同时伴有吞咽困难。

⑨其他症状。如呛咳、吞咽困难、疲倦、嗜睡、耳鸣、突然出现半身麻木等，均为中风的先兆表现。

2. 发病与节气

中风与节气息息相关，虽然一年四季均可发生中风，但在寒冷的冬季发病率最高，春季气候转暖，中风发病率开始下降，夏季发病率最低，秋季发病率又开始上升。入秋及早春时节也易发生中风，这两个时节最易受寒流侵袭，寒流袭来，气温骤降，日内温差有时可达15~20 ℃，对于刚刚度过炎热夏季或刚刚感受到春天融融暖意的人们，突然的气候变化会使之不适应，因此每年的这两个时节也是医院里脑血管疾病患者就诊最多的时候。

为什么气候的变化会导致中风的发生？这是因为人体在寒冷的环境中末梢血管收缩，外周阻力增加，血压升高，寒冷还能使血中纤维蛋白原增加，血液黏滞度增高，易使血栓形成，特别是在睡眠的状态下，血流缓慢，如室内温度较低，更易导致脑血栓的形成。气温骤变时，这些生理反应更加剧烈。

为了避免和减少气候给人们带来的不利影响，对气候的变化要做好心理及物质上的准备。注意收听天气预报，及时增减衣物，注意保暖双脚。冬季减少外出，外出时要戴口罩和帽子。在寒冷的环境中感觉头昏、头痛、肢体麻木时，要立即返回温暖的室内休息。此外，还要注意血压的变化，定期测量血压，有规律地服药，平时最好能够适度锻炼身体。

3. 出现紧急情况后简单有效的处理方法

发现患者突然发病后切忌慌乱紧张，应保持镇静，让患者平卧在床上，尽快与医院或急救中心联系。

中风可分为出血性中风和缺血性中风，在诊断未明确时，不要给患者用药，因为不同类型的中风用药各异。

掌握正确搬运患者的方法。第一，不要急于从地上把患者扶起，最好2~3人同时把患者平托到床上，头部略抬高，以免受震动；第二，松开患者衣领，取出假牙，呕吐的患者应将其头部偏向一侧，以免呕吐物堵塞气道而窒息；第三，如果有抽搐发作，可用筷子或小木条裹上纱布垫在上下牙之间，以防咬破舌头；第四，患者出现气急、咽喉部痰鸣等症状时，可用塑料管或橡皮管插入患者咽喉部，从管的另一端用口吸出痰液。

在送医院前尽量少移动患者。转送患者时要用担架卧式搬抬。如果从楼上抬下患者，要头部朝上、脚朝下，这样可以减少脑部充血。在送医院途中，家属可双手轻轻托住患者头部，避免头部颠簸。

对昏迷较深、呼吸不规则的危重患者，可先请医生到家里治疗，待病情稳定后再送往医院。

缺血性中风的患者大多神志清醒，要防止患者过度悲伤和焦虑不安。此时应让患者静卧，并安慰患者。同时做一些肢体按摩，这样可以促进血液循环，防止血压进一步下降而加重缺血。

专家提醒：在送医院前尽量少移动患者；转送患者时要用担架卧式搬抬；如果从楼上抬下患者，要头部朝上、脚朝下，这样可以减少脑部充血；在送医院途中，家属可双手轻轻托住患者头部，避免头部颠簸。

4. 调治方法

（1）生活起居

①顺应四时。老年人对天气的适应能力减弱，过冷、过热皆可使血黏度增加，诱发中风。因此，气温变化骤冷骤热时一定要采取相应的防范措施。

②适劳逸，慎起居。用脑要适度，不要持续时间太长，60岁以下者用脑1小时，应休息10分钟左右，60岁以上者用脑半小时，应休息5~10分钟，以免过于疲劳而诱发中风。

老年人生活要有规律，因为老年人的生理调节和适应机能减退，若生活无规律，易使代谢紊乱，促使血栓形成。

③多饮水。对老年人来说，要多饮水，老年人在不同程度上其血液具有浓、黏、聚、凝的特点，多饮水有利于降低血黏度，减少脑血栓形成的危险性。

④忌饭后就睡。饭后血液聚集于胃肠，以助消化器官之血供，而脑部血供相对减少，同时吃完饭就睡，血压会下降，使脑部血供进一步减少，血流缓慢，易形成血栓。因此，最好饭后半小时再睡。

（2）保健养生

①调畅情志。情志变化既可以改变人的行为方式，又可以改变人体脏腑气血功能的状态，从而导致人体的生理病理变化。例如，长期脾气暴躁，精神紧张，“怒则气上”，可使血压波动而升高。又如“思则气结”，情绪抑郁可导致机体免疫功能紊乱，抵抗力下降，外邪易于侵犯，诱发中风。生活中有许多活动可以畅调情志，如阅读、绘画、练书法、听音乐、下棋、钓鱼、种花等，均能赏心悦目，怡情养性。

②适宜运动。体力活动应掌握量力而行、循序渐进、方法得当、持之以恒的原则。

量力而行：根据各人的年龄、体力、耐力，决定运动的种类、强度和时间。特别是年龄偏大、体质较弱者，运动时间不宜过长，运动量不宜过大。例如，跑步结束后，心率在5~10分钟内恢复到原来水平，为大体合适。一般运动量适中，脉搏平均为每分钟110~120次（运动量适中的脉率＝180－年龄）。

循序渐进：锻炼由易到难，动作由简到繁，时间由短到长。先从小运动量的散步、慢跑、体操、跳舞和练气功等开始，不可操之过急，以不感到明显疲劳为度，或在医师指导下进行。过多的体力活动则无任何更大的益处。

方法得当：避免做快速旋转或低头、迸气、突然用力等动作。

持之以恒：主要是树立一种观念，养成一种习惯，把体育活动作为生活中的一部分，而不要把它作为一项任务来完成。

③节制饮食。过多食用脂肪和胆固醇会引起动脉粥样硬化，过多摄入食盐会导致高血压，过多食用糖和脂肪会引起高脂血症，这些都会增加中风的危险性。因此要节制饮食中的盐、脂肪、胆固醇和糖，多吃新鲜蔬菜、水果，适量食用动物蛋白，这样有助于预防中风。过分饱食和酗酒都是中风的诱发因素，尤其是节日喜宴，面对佳肴美酒，饮食千万要节制。

④远房事。房劳过度是诱发中风的一个重要因素，由性生活诱发的中风中医称为“马上风”。性高潮时心跳加快，血压升高，大脑皮层强烈放收电，大脑处于高度供血、高度耗氧状态，在高血压、动脉硬化的基础上极易引起脑血管破裂，发生中风。因此中风的高危人群要注意节制房事，减少性生活的频度，采取体力消耗较少的性生活方式。出现中风先兆，应禁止房事。

⑤戒烟、戒酒、低盐。吸烟的危害除了尼古丁直接损害外，一氧化碳还影响红细胞携氧能力。其实慢性缺氧与慢性氧化应激损伤一样，有百害而无一利。要想健康长寿，酒也要少喝或不喝。

钠盐能使血压升高，所以有高血压倾向的人一定要限盐。中医认为“薄滋味、远酒色、素嗜粥”有大益。

⑥梳头10分钟。用梳具梳头刺激头部经络和内脏相对应于头表的全息穴位，把操作时产生的生物信息通过经络与全息的传感关系作用于头部，使头部毛孔张开、排泄，邪气外散。这样疏通经络，振奋阳气，祛瘀充氧，调理脏器，从而提高机体抗病能力。梳头，还有神经反射作用，可改善血液循环，促进组织细胞的新陈代谢，这种微妙的关系和微妙的作用，贯穿于梳头的全过程。从另一方面来说，要想获取较好的理疗作用，梳头时要有耐心，梳具作用到头皮，反复进行，头表能产生微热最好。一般地说，用梳头达到保健的作用，最好每次梳理的时间在10分钟左右，早、晚各1次效果最为理想。

梳具最好选用玉质、牛角质或木质的，而不用塑料制品。玉梳和多功能牛角梳最为理想，因其含有丰富的矿物质和微量元素，对人体的健康大有裨益。

5. 有防治中风作用的食物

（1）高钾食物

美国哈佛大学的科研人员研究发现，每天进食较多新鲜蔬菜水果的人较只进食少量蔬菜水果的人发生中风的危险性要低，表明富含钾的蔬菜水果具有防中风作用。这是因为高钾食物能调整细胞内钠和钾的比例，减少体内钠水潴留，降低血容量，从而使血压降低，防止出血性中风的发生。

富含钾的食物有菠菜、西红柿、青蒜、大葱、马铃薯、香蕉、柑橘、甜瓜、柚子等。

（2）优质蛋白食物

流行病学调查资料显示，蛋白食物摄入量不足或质量欠佳，会使血管脆性增加，易引起颅内微动脉瘤破裂出血。研究显示多吃富含硫氨酸、赖氨酸、葡氨酸、牛磺酸的食物，不仅对维持正常血管弹性及改善脑血流有益，还能促进钠盐的排泄，有利于防止中风的发生。

优质蛋白食物有鱼、鸡肉、鸭肉、兔肉、鸽肉等。

（3）富含类黄酮和番茄红素的食物

现代医学研究表明，引起动脉粥样硬化主要是“坏”胆固醇（即低密度脂蛋白）造成的，降低低密度脂蛋白及抑制其氧化，对防止动脉粥样硬化起着非常重要的作用。而类黄酮和番茄红素能捕捉氧自由基，阻遏低密度脂蛋白氧化，对防止血管狭窄和血凝块堵塞脑血管有积极的作用。

富含类黄酮和番茄红素的食物有洋葱、香菜、胡萝卜、南瓜、草莓、苹果、红葡萄、西红柿、西瓜、柿子、甜杏、辣椒等。

（4）富含叶酸的食物

①绿色蔬菜。莴苣、菠菜、青菜、蘑菇等。

②新鲜水果。橘子、草莓、香蕉、桃子、葡萄、猕猴桃、梨等。

③豆类、坚果类食品。黄豆、豆制品、核桃、腰果、板栗、杏仁、松子等。

④谷物类食物。大麦、米糠、小麦胚芽、糙米等。

艾滋病防治知识 05

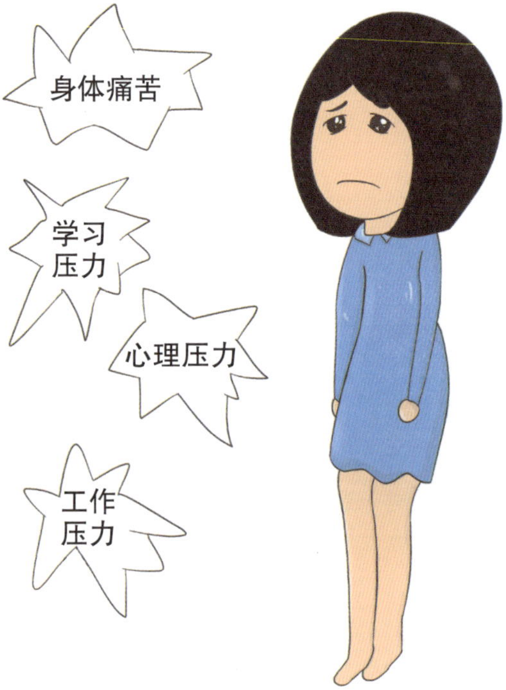

感染艾滋病后，不仅身体承受痛苦，还会造成巨大的心理压力，丧失劳动力，无法与正常人一样学习和工作。一旦发病，会并发多种其他疾病，患者承受巨大的身心折磨，很快死亡。

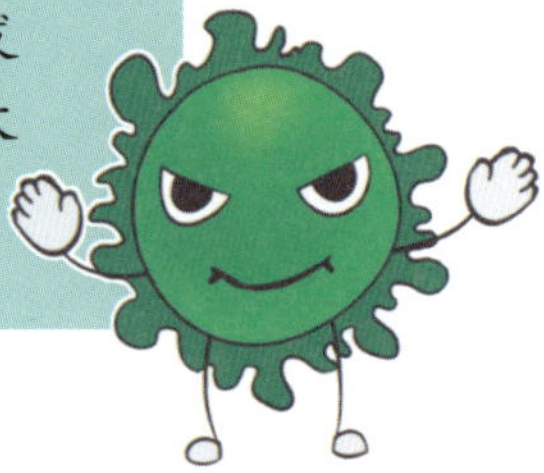

（六）肿　瘤

1. 认识肿瘤

中医认为，“阳化气，阴成形”。阳气的充盛保证了脏腑功能的正常生理功能，而阳气虚弱，正气不能固守机体，同时引外邪入侵，阴邪内生，导致五脏六腑的功能失调，气血、痰瘀郁积，在体内各个部位形成肿块。改变肿瘤形成的内环境，用中医药的调治方法遏制肿瘤的生长，针对病因治疗，才是治疗肿瘤的根本方式。

中医认为，以全身虚弱为主要表现的脏腑功能失常，根据气、血、痰、湿、瘀等积聚的症状表现辩证分型，选择适当的治疗方法恢复机体的动态平衡，以求改善症状，提高生活质量，增强机体免疫功能，达到强身壮体、祛除病邪、抑制肿瘤发展、缓解病情并延长生存期。中药药性温和，没有明显毒副作用，可长期服用，加上相对廉价，这些都是中医治疗肿瘤的优势所在。

2. 发病与节气

目前，肿瘤发病率越来越高，原因是多方面的。医学研究证明，个人的健康60%以上取决于自己的生活方式，15%取决于家庭遗传，10%取决于社会环境因素，8%取决于医疗保健设施，7%取决于地理气候条件。由此可见，肿瘤的发病与不良的生活方式和饮食习惯有着密切的关系，而与气候关系不大。

3. 出现紧急情况简单有效的处理方法

不可否认，癌症患者多是在医院住院治疗，但是也有相当一部分的癌症患者在家中调治。所以，在癌症患者的治疗过程中，家人也承担着十分重要的责任，包括以下四个方面。

第一，正确可靠地评估患者的疼痛，协助医务人员制订合理的治疗方案。患者疼痛评估内容包括疼痛的程度、部位、性质、发作情况及并发症等。家人在评估患者的疼痛时，除了身体因素外，还必须注意心理、社会及经济等诸因素的影响。

第二，准确、及时地给药并观察止痛药物的效果及副作用。

第三，给患者以安慰、解释及鼓励，使其从精神上摆脱对疼痛的恐惧，增加对生活的希望。要防止患者因疼痛、药物副作用以及悲观情绪而出现自杀行为。

第四，教育及给患者解释对药物和副作用和耐受性，鼓励患者享受人的尊严及人的权力。

4. 调治方法

（1）生活起居

①生活方式。不良的生活方式导致了特异的个人体内环境，为各种肿瘤的生长创造了内环境。例如，生活没有规律，经常熬夜，久坐少动，精神过度紧张；经常吃油炸、熏制、高脂、高糖、高盐的食物，饮酒、吸烟等，都是癌症的诱发因素。数据显示，吸烟者肺癌发病率是不吸烟者的8~12倍。中国的烟民数量十分庞大并呈年轻化的趋势，有不少年轻的女孩子也加入了烟民的队伍。吸烟早的人患肺癌的概率更高。

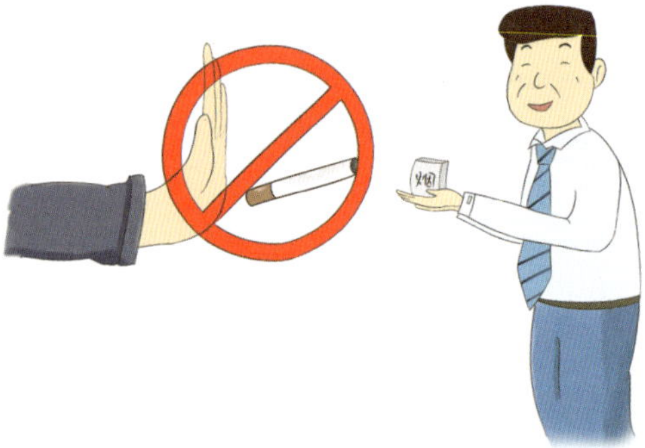

在饮食习惯方面，一些人喜欢喝烫茶、烫粥，易造成消化道的物理性烫伤，反复的损伤、修复，就容易导致癌症。过量饮酒也容易导致消化道癌症。酒精是蛋白质凝固剂，可使食道、胃表面的细胞凝固，医学上称为化学性烧伤。表皮细胞受伤后就要脱落，并产生新生细胞，这样的频繁更换就容易产生癌细胞。人体细胞从产生到老化的过程是有规律的，如果打破这个规律，形成快速的、无规则的新陈代谢，细胞大量增生，就容易发生突变而导致癌症。

所以生活习惯和生活方式的不同，决定了癌症在人体的发生概率。改变以往不良的生活方式和习惯，对肿瘤发病的趋向有很大的影响。肿瘤患者多见全身虚弱的表现，保证充足的睡眠、有规律地作息、清淡适量的饮食，才能够维持肿瘤患者的日常活动。

②情致调控。肿瘤患者由于文化教育背景、社交范围、信息获取能力和心理承受能力的不同，会表现出不同的心理特征和心理反应。大多数患者对自身疾病和癌症的认识欠缺，导致产生强烈的恐惧感和对未来生活的绝望，并且容易导致对家庭、社会及人与人之间沟通时的过度敏感。过度悲观、害怕、不安、容易紧张和激动等极端情绪的出现，会影响肿瘤患者的日常生活质量。作为家属、朋友、亲人，需对肿瘤患者给予更多的支持、关心、照顾和鼓励。有大量研究显

示，不良的心理、社会因素不仅是剧烈的促癌剂，而且严重影响肿瘤患者的治疗，致使病情恶化、转移等，降低患者的生活质量。身边亲近的人对肿瘤患者的态度，很大程度上影响了肿瘤患者的情绪和与肿瘤抗争的信心。以聊天的方式与肿瘤患者沟通，使之保持愉悦的心情、乐观的心态面对生活，对改善肿瘤患者的临床不适症状及提高生活质量等方面的作用不容忽视。

（2）保健

在懂得自我检查的基础上，防病保健治疗才有意义。癌症保健的第一步是自我检查，检查是否有癌症发生的可能，才能够根据症状进行治疗。触及体表肿物时，应注意肿块是否逐渐增大；长时间的进食后感到消化异常，或食后上腹部饱胀感，应警惕消化道疾病的发生和癌变；持续性咳嗽，痰中带血，提示呼吸系统疾病的存在；耳鸣、听力减退、鼻出血、鼻咽分泌物带血，应到五官科就诊以明确诊断；大便无规律、便血及血尿的出现，提示肠道及泌尿系统发生疾病；妇女非月经期的不规则阴道出血应受到重视；久治不愈的溃疡应防止发展至癌变；黑痣或疣短期内增大、色泽加深、脱毛、瘙痒、破溃等，与癌症的发生有一定关联；原因不明的体重减轻也是机体对患病的一种提醒。肿瘤的存在提醒患者重视，防止进一步癌变。

（3）饮食

肿瘤患者饮食要定时、定量，尽量做到有计划地摄入足够的热量和营养。注意食物的色、香、味、形，以提高患者的食欲。烹调食物多采用蒸、煮、炖的方法。有抗癌作用的食物如甲鱼、蘑菇、黑木耳、大蒜、海藻、甘蓝、卷心菜、荠菜、蜂王浆等，可适当食用。保持大便通畅，便秘患者应吃富含纤维素的食物及每天喝一些蜂蜜水。少吃精米、精面，多吃糙米、麦片、五谷杂粮、玉米面、小米、豆类（黄豆、扁豆、豌豆）等。干果类如葵花子、芝麻、南瓜子、花生、葡萄干等富有营养，可多吃。不吃盐腌及烟熏的食物，尤其是烤煳焦化的食物。坚持低脂肪饮食，不过多摄入冷饮、冷食。忌食难消化的食物，禁饮酒。多吃新鲜蔬菜水果。新鲜蔬菜水果中含有大量的维生素A、维生素C、维生素E等，具有增强机体免疫功能，促使溃疡愈合等作用。饮茶宜适量。茶叶中某些成分有抗癌作用，可抑制癌细胞。饮茶能对抗吸烟的危害；茶水还能利尿，有利于消除水肿；还可减轻放射线的辐射损害，有抗辐射的作用。

5. 肿瘤患者宜忌食物

（1）宜吃食物

癌症患者宜吃玉米、红薯、薏苡仁、南瓜、黄豆、白扁豆、蚕豆、猪肝、乌骨鸡、鸡蛋、鹅血、猪蹄、海参、甲鱼、干贝、蛤蜊、牡蛎、鲍鱼、鲛鱼、鱼鳔、梨、猕猴桃、杏子、山楂、橘子、大枣、香蕉、草莓、无花果、苹果、罗汉果、菱角、百合、核桃、荸荠、芋头、莲子、葵花子、苦瓜、冬瓜、黄瓜、大蒜、韭菜、西红柿、胡萝卜、莼菜、金针菜、花菜、莴苣、芦笋、马铃薯、豆腐、甘蓝、山药、刀豆、菜豆、黄豆芽、麦麸、海带、紫菜、海藻、黑木耳、银耳、猴头菇、金针菇、草菇、平菇、香菇、灵芝、酸牛奶、牛奶、蜂王浆、香醋、枸杞子、白茯苓、莱菔子、冬虫夏草等。此外，癌症患者还宜吃些田螺、泥鳅、鸭肉、鲫鱼、银鱼、青鱼、猪血、猪腰、杨梅、葱、马齿苋、洋葱、蕹菜、冬笋、丝瓜、青菜、苋菜、茼蒿、芹菜、茭白、燕窝、沙参、西洋参、黄芪、桑椹、橄榄、枇杷、橘饼、葡萄等。

（2）忌吃食物

癌症患者忌吃荞麦、猪头肉、鸡肉、鸭蛋、鹅肉、螃蟹、虾、带鱼、黄鱼、鲤鱼、芫荽、芥菜、辣椒、桂皮、人参等。

（七）老年痴呆症

1. 从现代医学认识老年痴呆症

我国逐步进入老龄化社会，伴随着一个不可忽视的问题——老年痴呆症的发病率逐年增高。老年痴呆症患者不仅自己痛苦，也给家庭和社会带来许多问题。认识老年痴呆症，预防和及早治疗，对老年人甚至整个社会都具有重要意义。

痴呆被称为当代“流行病”。阿尔茨海默病（Alzheimer's disease，AD）是痴呆中最常见的病因，其发病原因不明，是进行性发展的神经退行性疾病，发病率随年龄逐渐增高。65岁以上的老年人，年龄每增加5岁，AD的发病率增加1倍；85岁以上的老年人20%~50%患有AD。预计2050年以后，全球AD患病率将是目前的4倍。

老年痴呆症作为老年人常见的神经系统变性病，在疾病的早期因症状轻微，易被忽视。典型的初发表现是记忆障碍，对刚发生的事情、说过的话不能记忆，忘记熟悉人的名字，对年代久远的事情却记忆清晰。当病情逐渐发展，开始影响和妨碍患者的日常生活时，患者家人和患者本人才认识到疾病已经发生。

其次是认知障碍和精神障碍。随着时间的推移，老年人掌握新知识以及社交的能力下降加重，逐渐出现语言功能障碍。如不能讲完整的语句，口语量减少，找词困难，命名障碍，交谈能力减退等。当语言功能障碍越来越明显，会出现完全失语的表现。有时不能自行穿衣、吃饭，或买东西算错账，甚至连最简单的计算也不能；严重时还会出现如穿外套时手伸不进袖子，铺桌布无法将桌布的角与桌角对齐，外出迷路，不会使用最常用的物品如筷子、汤勺等，容易伴随情绪激动、具有攻击性、容易被惹怒、挫折感和焦虑感。部分患者甚至出现视听幻觉，如怀疑子女偷自己的钱物、配偶有外遇等，多数患者伴有失眠。

在疾病的晚期，患者会出现判断力、认知力丧失，因而幻觉和幻想更为常见，所有症状混合在一起，导致患者显得复杂古怪，无端指责他人，不认识自己的老朋友，认为来访客人是盗贼，被镜子中自己的影像惊吓等。最后，患者在个人卫生、吃饭、穿衣、洗漱等方面完全需要他人照料。

2. 中医对老年痴呆症的认识

老年痴呆属于中医学“呆病”范畴。中医认为，先天禀赋不足、痰浊阻窍、肝肾亏虚等，是导致老年痴呆发病的原因。其中老年人五脏皆虚，尤其是肝肾亏虚，精血不足，使髓海空虚，神明失用；或脾虚失运，痰浊内生，上蒙清窍；或脏气虚衰，运血无力，使瘀血阻滞脑络所致。病位在脑，涉及五脏，尤与肾、脾、心、肝有关，病变多见虚实夹杂证。

根据中医证候和病因，老年痴呆症可分为髓海不足、气血不足、痰浊阻窍、瘀血内阻等证型。应根据各证型的症状表现，选择合适的养生保健调治方法，保证日常的活动。

3. 老年痴呆的调护与预防

（1）预防老年痴呆

老年人应该提高自我保健意识，养成良好的生活习惯并积极戒除不良的生活习惯，认真按医嘱治疗高血压、高脂血症和糖尿病等慢性疾病；多交朋友，培养良好的兴趣爱好，养成好的用脑习惯，不断学习，多与人接触，积极参加社会活动；参加力所能及的活动，保持良好的精神和身体状态。

①智力锻炼。老年人需保持活力，多看书，学习新事物，从事力所能及的脑力劳动，常用脑，才能够保持头脑灵敏。实践证明，常锻炼脑的人比整日无所事事的人患病概率低。

②精神调养。保持乐观的心态，与世无争、知足常乐、清心寡欲的心态和情绪都对发病有很好的预防作用，尽量与子女生活在一起，不脱离家庭和社会。家庭和睦可以保持心情愉快，能增强抗病能力。常常感到心情愉悦的人比长期抑郁焦虑的人更不易患病。

③体育锻炼。适当运动有益健康是众所周知的。鉴于老年人的年龄和身体状况，散步、打太极拳、做保健操和练气功等，都是较适宜的锻炼方式。老年人锻炼应谨记，循序渐进，量力而行，持之以恒，方可达到理想效果。

④起居饮食。所谓“病从口入”，饮食的卫生与否，一部分决定了疾病的发生。早睡早起，定时进食，定时排便，保持大便的通畅，是保证体内物质正常代谢，身体健康得到保障的关键。在膳食上，一般要注意做到“三定、三高、三低、两戒”，即定时、定量、定质，高蛋白质、高不饱和脂肪酸、高维生素，低脂肪、低热量、低盐，戒烟、戒酒。还要避免使用铝制餐饮器具，遵循医嘱避免

吃含铝的药物，注意补充有益的矿物质。

（2）家属积极配合医护人员调治

对老年痴呆患者的治疗和护理要求有足够的耐心。药物治疗期长且有严格的规定，家属应积极配合医护人员进行调治。家属对患者要有正确认识和耐心，解除其思想顾虑，对轻症患者进行耐心细致的智能训练，使其逐渐掌握一定的生活及工作技能；对重症患者应注意生活起居的照顾，防止因大小便自遗及长期卧床引发褥疮、感染等。

4. 手指操预防老年痴呆

（1）手指节奏操

先用右手拇指依次揿按其余4个手指的指头，即先分别揿按食指2次、中指1次、无名指3次、小指4次，然后反过来分别揿按无名指3次、中指1次、食指2次。也就是采用2、1、3、4、3、1、2的顺序，总共揿按16次。接着换左手操作。

（2）十指交叉相握

两手十指交叉用力相握，然后用力猛拉开，给指部肌肉必要的刺激，做10余次。

（3）刺激手掌中点

即从中指指根至手腕横纹正中引一条线，刺激其正中点若干次。

（4）揉擦指尖

经常交换揉擦中指尖端。

（5）手指运动

经常进行手指的运动，如打球、拉二胡、拉风琴、弹琴、绘画、练书法、玩健身球等。

（6）手指分开并拢

将双手手指依次分开五指，又依次并拢五指，每天2次，每次100 下。

（7）指屈伸

十指握拳后伸展，做8~16 次。然后两手握拳，先同时伸开拇指与小指，再同时伸开食指与无名指，中指不动，接着将食指、无名指与中指相合，最后是拇指、小指与其他三指相合成拳。这样手掌一屈一伸为1次，做8~16次。

5. 老年痴呆食疗药膳

（1）桂圆百合炖鹌鹑

桂圆15克，百合30克，鹌鹑2只。桂圆、百合洗净，稍浸泡；鹌鹑宰净，去肠脏。将桂圆、百合、鹌鹑一起置于炖盅内，加入适量沸水，隔水炖3个小时，调味后饮汤食肉。适用于老年健忘。

（2）茯神金针菜牛心汤

茯神30克，干金针菜20克，牛心150克。茯神洗净，稍浸泡；金针菜水洗，浸泡后用力挤出水分，再洗净；牛心洗去血污，放入开水锅里煮3分钟，捞起切片。将牛心与茯神、金针菜一起放入锅内煲汤，调味后饮汤食肉。辅助治疗老年健忘。

（3）肥羊肉汤

肥羊肉50克。肥羊肉洗净切小块，开水浸泡1小时，去浮沫，加葱、姜、黄酒，急火煮开2分钟，改文火煨1小时，分次食用。可补益心脾，主治心脾两虚所致的老年痴呆症、思虑过度、纳差心悸、气短少言等。

（4）胡桃首乌炖猪脑

胡桃仁、何首乌各15克，天麻6克，猪脑1副，调味品适量。将天麻切片，首乌用布包，猪脑去筋膜。锅中放清水和天麻、胡桃、首乌，文火炖沸后，下猪脑煮熟，去药包，调味服食。可以脏补脏，以形活形，养血补肾，育阴填精，适用于老年人五脏亏虚，髓海不充所引起的心悸、失眠、记忆力下降、痴呆、健忘等。

（5）鱼头炖冬菇

鲢鱼头1个，冬菇、肥肉片、调味品各适量，人参粉3克。将鱼头切为两半，放入葱、姜、料酒腌2小时，然后把肥肉片、鱼头、冬菇一起放入盆中，加清水、食盐适量，上笼蒸至30分钟左右，再放入黄瓜丝、葱花、香菜、味精、姜末、香油、参粉即成。可聪脑明目益智，适用于肾阴不足、髓海不充所致的心悸、失眠、步态不稳、视物模糊、痴呆等。

（6）猪脊髓甲鱼汤

猪脊髓200克，甲鱼1只，调味品适量。将甲鱼用沸水烫死，去甲壳、内脏、头、爪，猪脊髓洗净。将甲鱼肉与葱、姜一起放入锅中，武火烧沸后，改文火煮至甲鱼肉待熟时，下猪脊髓煮沸，再下胡椒、味精、精盐、料酒等，煮熟服食。可补气血，填肾精，强腰脊，聪脑目，对老年痴呆、脑动脉硬化、脑萎缩等有良好的补益食疗作用。

（7）羊骨粥

羊骨1 000克，大米100克，细盐少许，葱白2根，生姜3片，莲子10克（研细）。将羊骨洗净、捶破，加水煎汤，以汤代水加大米、莲子煮粥，待熟时调入细盐、葱白、生姜，早、晚温热服食。可补肾填精，聪脑安神，壮骨生髓，适用于肾精匮乏、脾胃不足的老年痴呆症。

（8）扁豆粳米粥

扁豆20克，粳米50克。扁豆洗净，置锅中，加清水500毫升和粳米，大火煮开5分钟，改文火煮30分钟即可，趁热食用。可补益心脾，主治心脾两虚型老年痴呆症所致的思虑过度、面唇色淡、气弱少言、头晕心悸、纳差等。

（9）桂圆粳米粥

桂圆30克，粳米50克。桂圆、粳米置于锅中，加清水500毫升，大火煮开5分钟，改文火煮30分钟成粥，趁热食用。可补益心脾，主治心脾两虚型老年痴呆症所致的思虑过度、食少心悸、头晕、面色无华等。

（10）天麻猪脑粳米粥

天麻10克，猪脑1个，粳米250克。将天麻切成碎末，粳米洗净。天麻碎末、粳米和猪脑同时入锅，加水煮粥，以猪脑煮熟为度。每天晨起服用1次，连服2~7天。可经常服用。

艾滋病防治知识 06

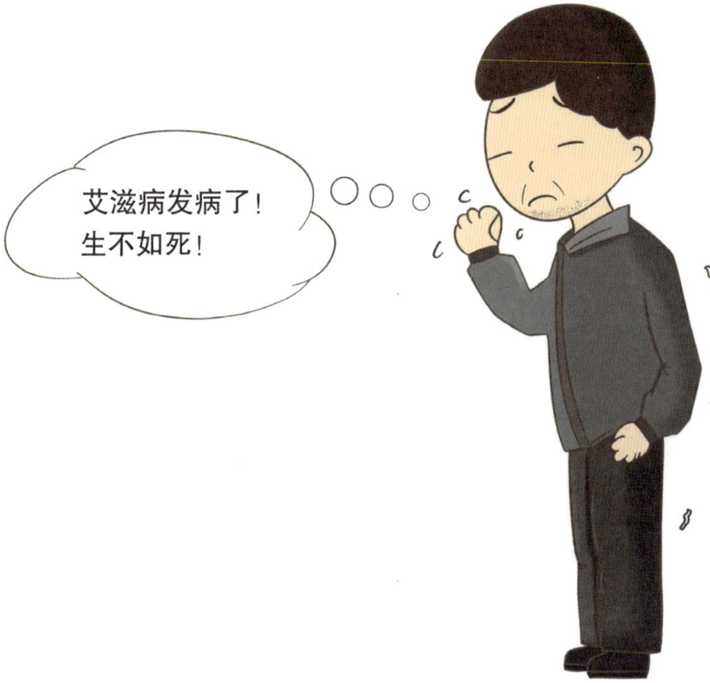

感染艾滋病发病后，过程特别痛苦，生不如死：反复发烧不退，体重下降明显，长期咳嗽、呼吸困难、食欲下降、腹泻、头晕头痛、皮肤溃烂流水流脓，极度疼痛，并可并发恶性肿瘤等疾病。所以，一旦发现感染了艾滋病，应该及时看医生，在医生指导下有规律地治疗，可以像正常人一样生活工作。

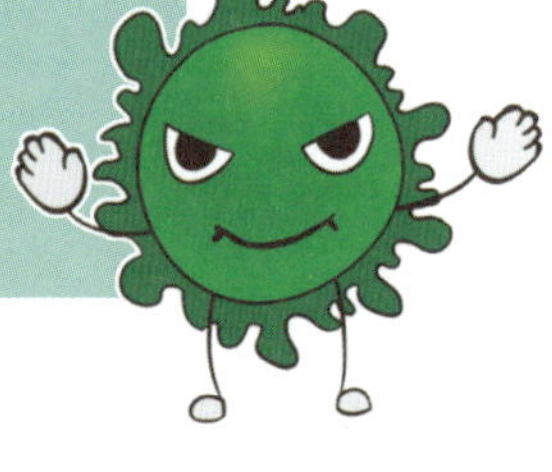

第二章

中老年人常见病症及养生保健指南

（一）腰腿痛

1. 认识腰腿痛

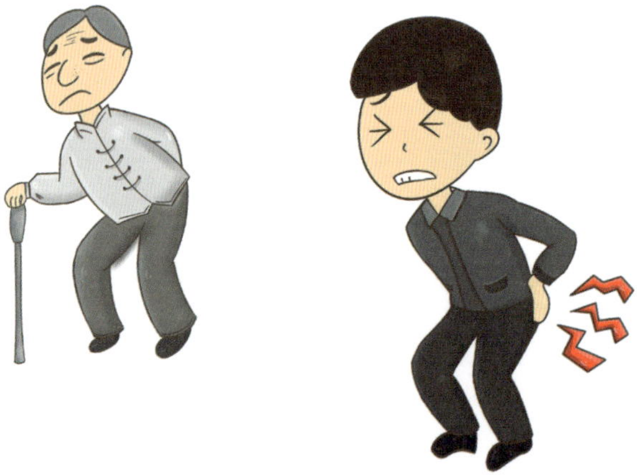

腰腿痛是以腰部和腿部疼痛为主要症状的一种病症。主要包括现代医学的腰椎间盘突出症、腰椎椎管狭窄症等。

腰腿痛多因扭闪外伤、慢性劳损及感受风寒湿邪所致。轻者腰痛，经休息后可缓解，再遇轻度外伤或感受寒湿仍可复发或加重；重者腰痛，并向大腿后侧、小腿后外侧及脚外侧放射疼痛，转动身体、咳嗽、打喷嚏时加剧，腰肌痉挛，出现侧弯。直腿抬高试验阳性，患侧小腿外侧或足背有麻木感，甚至出现间歇性跛行。

中老年人常有腰腿痛。隋代巢元方《诸病源候论》指出该病与肾虚、风邪入侵有密切关系。

2. 养生保健

（1）生活起居

保持良好的生活习惯，防止腰腿受凉，防止过度劳累。

站或坐的姿势要正确。脊柱不正，会造成椎间盘受力不均匀，是造成椎间盘突出的隐伏根源。正确的姿势应该“站如松，坐如钟”。同一姿势不应保持太久，适当进行原地活动或腰背部活动，可以解除腰背肌肉疲劳。

锻炼时压腿弯腰的幅度不要太大，否则不但达不到预期目的，还会造成椎间盘突出。

提重物时不要弯腰，应该先蹲下拿到重物，然后慢慢起身，尽量做到不弯腰。从生物力学的角度上看，腰4至腰5及腰5至骶1椎间盘所承受的压力最大，其活动度也最大，而位于这两个节段的后纵韧带却相对较窄，因此腰4至腰5及腰5至骶1椎间盘是最容易受损的部位，临床上也是以这两个部位椎间盘突出最为常见。

饮食均衡。饮食中蛋白质、维生素含量宜高，脂肪、胆固醇宜低，防止肥胖，戒烟控酒。

工作中注意劳逸结合，姿势正确，不宜久坐久站，运动前先做准备活动。

卧床休息，宜选用硬板床，保持脊柱生理弯曲。

避寒保暖。

腰椎间盘突出是运动系统疾病，预防原则是要求减少运动，放松休息。

平时应加强腰背肌锻炼，加强腰椎稳定性。

（2）锻炼方法

①适寒温，避风寒湿邪。腰腿部受风寒湿邪侵袭后，较易产生腰腿痛。风寒湿邪阻滞经络，经络不通，不通则痛。所以要根据季节变化，适时增减衣服，衣服被淋湿或汗湿后要及时更换，居处环境要保持干燥，避免遭受风寒湿邪的侵袭。

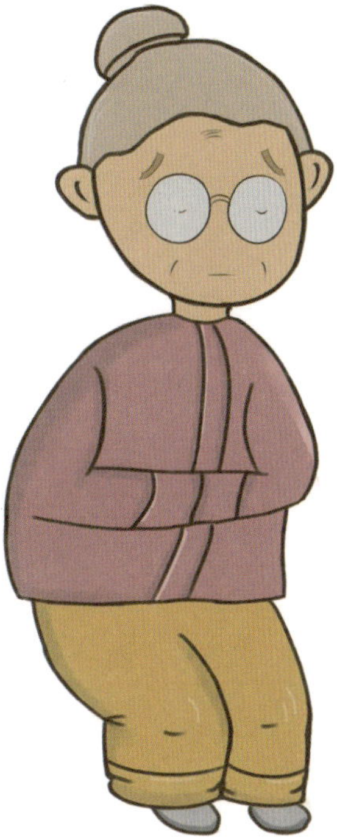

②热摩腰，温经通络。腰腿痛患者直立，两脚分开，略宽于肩；双手掌心相对摩擦至有温热感后，迅速将两手掌心置于两侧腰部皮肤上，上下来回摩擦49次，使腰部皮肤产生温热感。手法要求动作轻巧、往来流利、紧贴皮肤，避免擦破皮肤。

③旋腰髋，舒筋活络。直立，两脚分开，略宽于肩，以腰臀部为中心，按左、前、右、后方向匀速旋转，画椭圆形圈49次，速度适中；再向相反方向重复49次。

④动起来，经暖血活。预防腰腿痛可适当做体育锻炼和体力劳动，以强身健体，滑利关节，减少各种疾病的发生，增强抗病康复的能力，比如太极拳、八段锦等养生运动。动起来，动能生热，热可暖经，经暖血活，腰腿疼痛可以减轻或消除。但应避免突然剧烈运动，以防扭伤、撞伤。

⑤伸懒腰，叉腰挺腹。伸懒腰是通过全身的运动，以舒活筋骨，调和气

血，调节呼吸，起到积极的健身效果。叉腰挺腹是直立，两脚分开，略宽于肩，双手叉腰，将腹部尽量前挺，并保持5~10秒，重复3~6次即可。伸懒腰、叉腰挺腹可调节腰腹部肌肉的紧张度，一定程度地调整恢复腰椎生理曲度，尤其是在久坐以后，效果明显。

⑥调姿势，保持腰曲度。恰当的体位、姿势和适时变换体位，能使腰椎生理曲度正常，避免腰腿疼痛。站立、坐位每30分钟左右更换一次体位，可有效预防腰腿痛。

（3）食疗法

腰腿痛的老年朋友可以选择饮药酒，但有肝肾功能不全的要慎饮，有高血压病的应从少量饮起，观察是否对血压有影响。

①首乌苡仁酒。薏苡仁120克，制首乌180克，白酒1千克。上药捣碎，浸于酒中，密封，置阴凉处15天，去渣备用。每天早、晚各服50~100克。有养血祛风除湿的功效，用于治疗肾虚风寒腰痛。

②狗脊酒。狗脊30克，丹参30克，黄芪30克，萆薢30克，牛膝30克，川芎30克，独活30克，制附子20克，白酒1.5千克。将上述各药共捣成粗粒，用布袋装，入酒中，密封，隔水煮3小时，冷却，静置5天，取出药袋，即可服用。每天3次，每次温服50克。有祛风湿、强腰脊的功效，用于治疗腰痛强直，难以舒展。

③杜仲丹参酒。杜仲30克，丹参30克，川芎20克，黄酒0.5千克。上药共制成颗粒状，置于酒中浸泡7天，去药渣，饮上清液。有强腰活血的功效，用于治疗腰腿痛。不拘时，随意温服。本酒中杜仲补肾壮腰，丹参、川芎活血祛瘀，故适用于疼痛性质较轻、血瘀凝滞经络的陈伤性或劳损性腰痛。注意高血压患者饮用可能致血压升高。

不能喝酒的老年朋友还可以选择以下食疗方：

鸡血藤30克，水煎，去渣取汁，和粳米50克煮粥服食。

胡桃肉50克，黑豆100克，猪肾2个（切开），入锅同煮，放少许盐调味食之。

羊肾2个，切开，将杜仲18克炒熟后研碎放入羊肾内，外包纱布入锅，文火煨熟，服汤食肾。

甲鱼500克，杜仲15克，共入锅内，文火炖3小时，食肉服汤。

西瓜青皮，阴干为末，盐酒调服，每次10克，每天2次。

鳖甲炒干，研成细末，热黄酒送服，每次3克，每天2次。

蟹壳烘焦，研末，每次15克，每天2次。

艾滋病防治知识 07

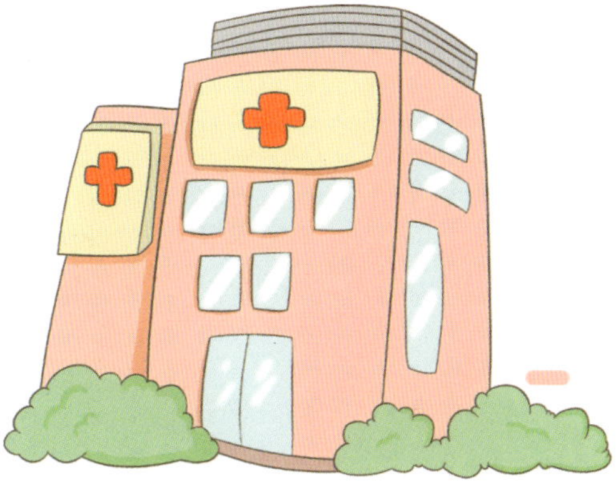

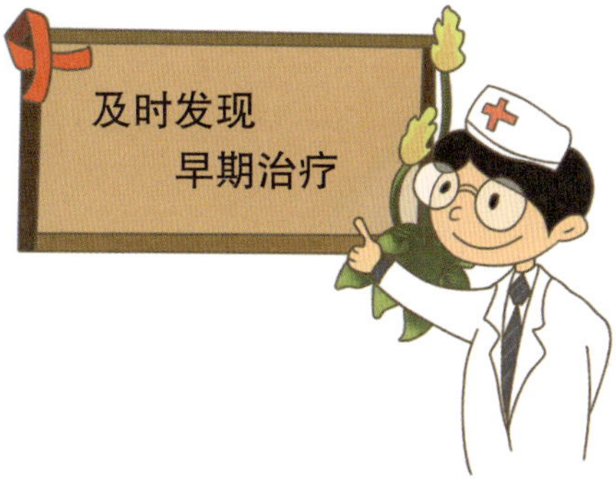

如果感染艾滋病后不及时在医生的指导下进行早期治疗，一旦发病，治疗的费用很大，会恶化家庭经济状况，同时威胁家人健康，最终导致家庭破裂。

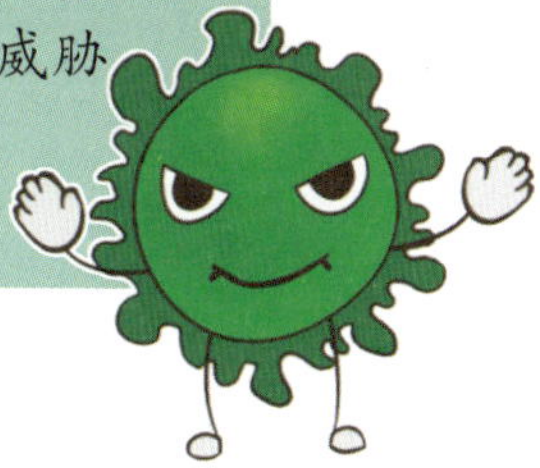

（二）失眠

1. 认识失眠

失眠是指无法入睡或无法保持睡眠状态，容易惊醒，导致睡眠不足，并且会影响次日的正常工作和生活。从中医角度讲，失眠主要是由于情致失调、饮食内伤，或病后及年迈，禀赋不足，心虚胆怯等病因所致。

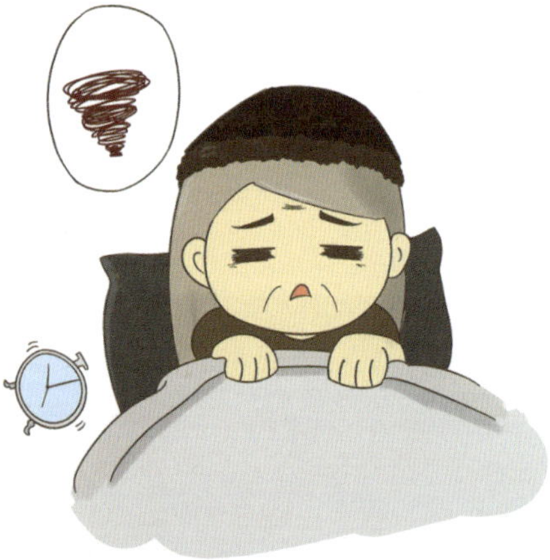

2. 养生保健

（1）生活起居

①心理调整法。随着年龄的增长，老年人容易产生悲观情绪，遇到不满意的事情容易伤感；过于操心子孙的事，又力不从心，也会波及情绪；有的人身体有某些异样的感觉，便猜疑是不是患了什么疾病，或听到别人患了什么病，也怀疑自己有了什么病，等等。这些思想波动都带有忧虑的色彩，致使晚上心情不能平静，难以入睡。同样，遇到高兴的事情，情绪过于兴奋也会影响睡眠。对患情绪性失眠的老年人，要注意做好心理安慰工作，尽量让他们生活得愉快、舒心，减少不良的心理因素干扰。老年人自身也要学会自我调理情绪，发挥内因的作用。要保持平淡的心态，防止过忧过喜，避免情绪异常波动；平时多做些力所能及的活动和体育锻炼；睡前不要谈论、回想会引起心情不快的事，也要避免过于喜悦；不要为自己的失眠担心，顺其自然；为了使心情平静，睡前还可以在室内外漫步或静坐。这些心理上的调理都会有益于睡眠。

②自我导引法。自我导引法就是上床以后，患者默念导语，逐渐诱导自己进入睡眠状态。操作时，患者以舒适的姿势仰卧于床，松开紧身的衣服、首饰，全身放松。

自我导引法的操作方法：患者深沉平稳地呼吸，全身放松，闭上眼睛，想象自己置身于安静舒适的环境中，随着导语积极体验自己的感觉——我的双手、双臂沉重而发热（5遍）；我的双腿、双脚沉重而发热（5遍）；我的腹部暖和、舒服（如患者有溃疡病则省略，5遍）；我的呼吸深沉而平稳（5遍）；我的心跳平稳而有规律（10遍）；我的眼皮越来越沉重（10遍）；我的眼睛睁不开了（5遍）；我的大脑开始模糊不清（5遍）；我的额头冰凉（10遍）；我的全身越来越放松（5遍）；一股舒服的暖流流遍我的全身（5遍）；什么也用不着想了，安心地入睡吧（5遍）；我的头脑越来越模糊不清了（10遍）；什么也不想了，脑子都空了（10遍）；我要睡了……

如果觉得默念不行，可事先录好音，到要睡时放录音。念的时候节奏一定要很慢。临床案例表明，自我导引法对医治顽固的失眠症也有较好的疗效。

（2）站桩养生功

从中医的角度来看，失眠症往往是由于肝气失于条达，疏泄功能失常而呈亢进状态。肝藏血，肝气升发太过，血随气逆，并走于上，以至于躺下后感觉脑子热烘烘的，胡思乱想，一刻也静不下来，故而难以入睡。

站桩养生功可以改善肝的疏泄功能，使热毒随血下行到脚心，再由涌泉穴排泄出去，以达到上虚下实的功效。上虚，是指上体（脐以上）虚灵；下实，是指下体（脐以下）充实，下元充沛。只有做到上虚下实，才能达到心安神静，浑身感觉舒适的目的，从而改善睡眠。

如果晚上失眠，整夜没睡，第二天一早可站15分钟或半小时，会突然间有一种释然感，就如同熟睡了8个小时一样。连续站桩几天，只要做到松静自然，操练方法正确，即使是顽固的失眠症亦可治愈。

（3）食疗法

①猪心枣仁汤。猪心1个，酸枣仁、茯苓各15克，远志5克。把猪心切成两半，洗干净，放入锅内，然后把洗净的酸枣仁、茯苓、远志一块放入，加入适量水，用大火烧开后撇去浮沫，再用小火炖至猪心熟透后即成。每天1剂，食猪心喝汤。此汤有补血养心、益肝宁神的功效，可治疗心肝血虚引起的心悸不宁、失眠多梦、记忆力减退等症。

②天麻什锦饭。取天麻5克，粳米100克，鸡肉25克，竹笋、胡萝卜各50克，水发香菇、芋头各1个，酱油、料酒、白糖适量。将天麻浸泡1小时左右，使其柔软；鸡肉切成碎末，竹笋及洗干净的胡萝卜切成小片；芋头去皮，同水发香菇洗净，均切成细丝。粳米洗净入锅中，放入诸食材及白糖等调味品，用小火煮成稠饭状，每天1次，作午饭或晚饭食用。此饭有健脑强身、镇静安眠的功效，可治疗头晕眼花、失眠多梦、神志健忘等症。

③桂圆冰糖茶。桂圆25克，冰糖10克。把桂圆洗净，同冰糖放入茶杯中，冲沸水，加盖闷一会儿即可饮用。每天1剂，随冲随饮，随饮随添开水，最后吃桂圆。此茶有补益心脾、安神益智的功效，可治思虑过度、精神不振、失眠多梦、心悸健忘等症。

④远志枣仁粥。远志15克，炒酸枣仁10克，粳米75克。粳米洗净，放入清水锅中，加入洗净的远志、酸枣仁，大火烧开，再用小火煮成粥，可作夜餐食用。此粥有宁心安神、健脑益智的功效，可治疗血虚所致的惊悸、失眠、健忘等症。

⑤百麦安神饮。小麦、百合各25克，莲子、首乌藤各15克，大枣2个，甘草6克。将上药分别洗净，用冷水浸泡半小时，倒入锅内，加水750毫升，用火烧开，再用小火煮30分钟，滤汁存入暖瓶内，连煮2次，汁合在一块，随时饮用。此饮有益气养阴、清热安神的功效，可治疗神志不宁、心烦易躁、失眠多梦、心悸气短、多汗等症。

⑥柏子仁炖猪心。柏子仁15克，猪心1个，精盐、料酒、酱油、葱花各适量。把猪心洗净，切成厚片，同柏子仁放入清水锅中，加料酒、精盐，用小火炖至猪心软烂后，放入酱油、葱花即成，佐餐食用。此汤有养心安神、润肠通便的功效，可治疗心血不足所致的心悸不宁、失眠多梦等症。

⑦桂圆芡实粥。桂圆、芡实各25克，糯米100克，酸枣仁20克，蜂蜜20克。把糯米、芡实分别洗净，放入清水锅中，加入桂圆，大火烧开，再用小火煮25分钟，加入酸枣仁煮20分钟即成，食前调入蜂蜜。分早、晚2次服食。此粥有健脑益智、益肾固精的功效，可治疗老年人神经衰弱、智力衰退、肝肾虚亏等症。

⑧绞股蓝大枣汤。绞股蓝15克，大枣8克。把绞股蓝、大枣分别洗净，放入锅中，加入适量水，用小火煮20分钟即可。每天1剂，吃枣喝汤。此汤有健脑益智、镇静安神的功效，可治疗神疲乏力、食欲不振、失眠健忘、夜尿频多等症。

艾滋病防治知识 08

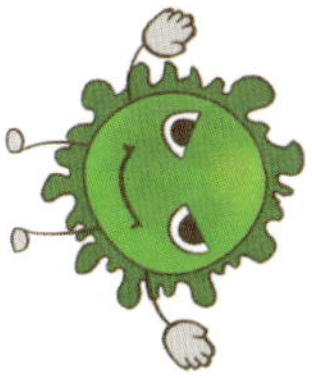

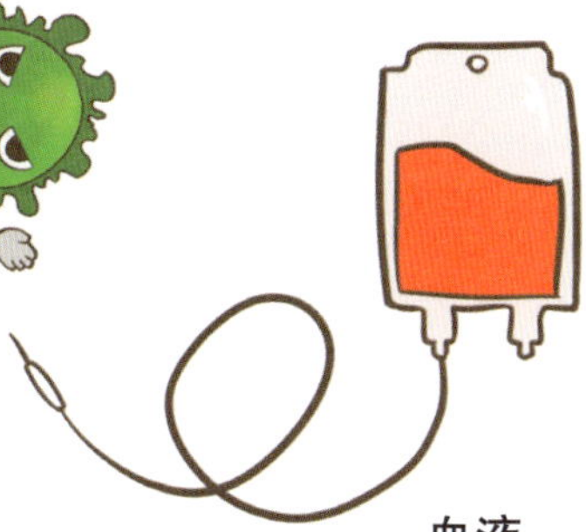

血液

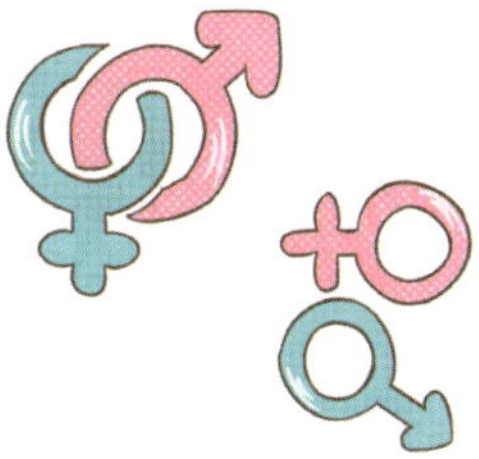

同性　异性

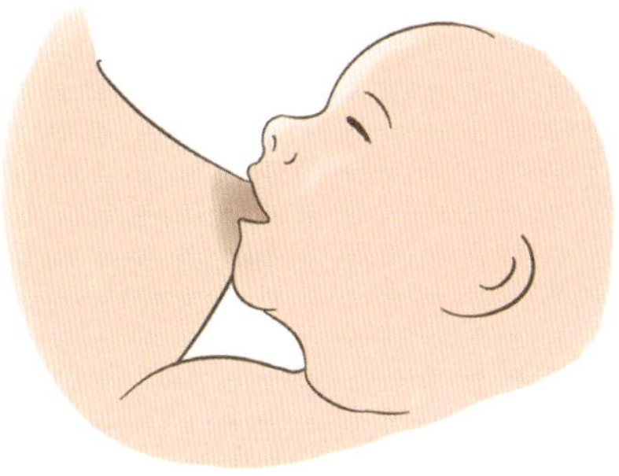

乳汁

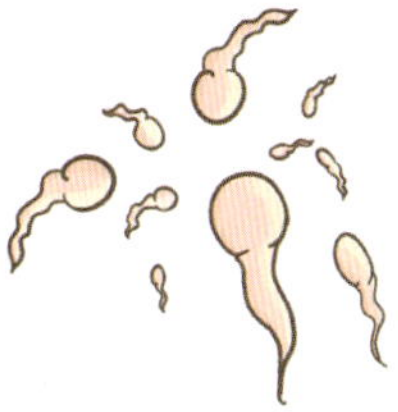

阴道分泌物

血液、精液、阴道分泌物、乳汁最容易传播艾滋病。同性或异性之间进行无保护的性行为、输入被污染的血液，都可能感染艾滋病，已经感染上艾滋病的孕妇可以通过生孩子和哺乳而传染给孩子。

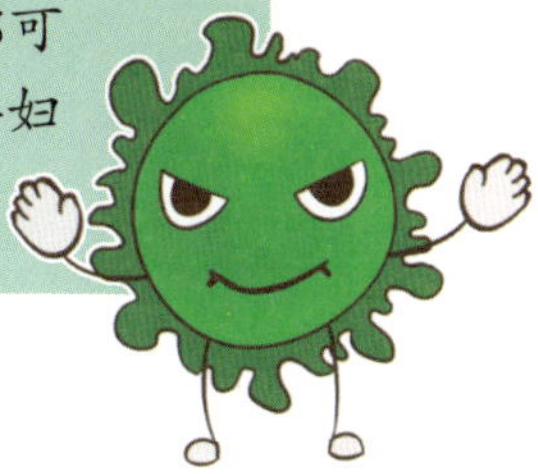

（三）便　秘

1. 认识便秘

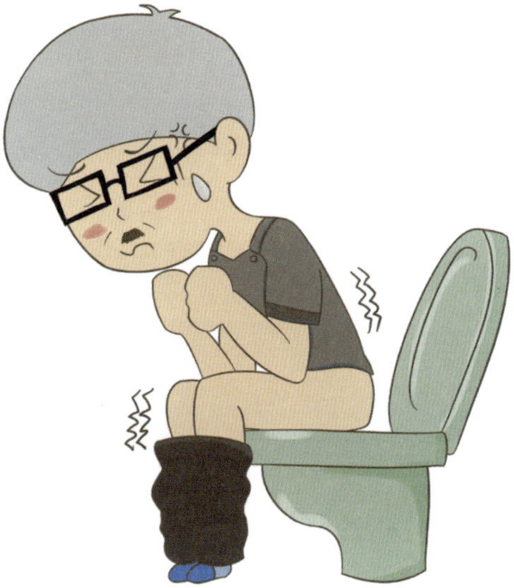

便秘是指排便次数减少、便量减少、粪便干结、排便费力等。上述症状同时存在2种以上时，可诊断为症状性便秘。从中医角度来讲，便秘主要是由于饮食失节、劳倦过度、情志失调、六淫袭扰、热病伤津、老年体虚、妇人多产、痰滞虫积、药石中毒、排便隐忍、久蹲强努、裂痔畏便等一系列因素所致的脏腑功能失调、气血津液紊乱、大肠传导功能失常。

2. 养生保健

（1）生活起居

①多吃蔬菜、杂粮。美国饮食协会建议，成人每天应摄取20~35克的食物纤维，便秘患者至少摄取30克。例如，半杯绿豆可提供5克膳食纤维，一个小苹果可提供3克，一碗燕麦麸可提供13克。便秘一族应多吃杂粮（燕麦、玉米等）、蔬菜（芹菜、韭菜等），以及润肠通便的食物（蜂蜜、芝麻、核桃仁、酸奶等），平时还应少喝浓茶、咖啡。对老年人来说，不妨养成早起空腹饮一杯淡盐水、就寝前喝一杯酸奶的好习惯，对预防便秘能起到一定的作用。从中医角度理解，蔬菜者“疏”也，有疏通大肠的作用。

②多食新鲜的水果。如香蕉、苹果等，以促进胃液分泌，润肠通便。

③喝足够的水。不要等到口渴时才喝水，此时体内已处于缺水状态，而严重的缺水会加重便秘。多喝白开水，不但能保证人体的需要，还可以起到利尿、排毒、清除体内废物的作用。

④生命在于运动。平时适当做些体力运动（如打篮球、跑步等），加强体

育锻炼，可以有效地促进肠胃蠕动，降低便秘的可能性。

（2）养生操

①面部按揉法。主要用拇指和食指按揉两侧颧骨处。次数不限，一般为轻刺激，也可用中等强度即略微用力。也可以用同样的方法按揉两侧下颌骨处，或两侧鼻翼与两颊交界处，或以中指按揉鼻尖。按揉片刻即觉肛门部有下降感，这是肛门放松的征象，继而可产生便意。

②鼓漱咽津法。为历代重要的养生方法之一，即通过做连续漱口的动作产生唾液，然后下咽。动作应柔和，次数多少不限。其有帮助排便功能，是由于颜面两颊部参与鼓漱动作，影响该区之经穴，与按摩两颧骨处机理相似。在排便的过程均可鼓漱咽津。初学者若无唾液产生，无须下咽，此时只有鼓漱而无咽津。

③趾趾移动法。右腿略前伸，足底踏于地板，跖趾部（脚掌前1/3）用力，呈足趾抓地之势，前后移动。右腿前后移动时脚掌用力有3种方法，一是跖趾部前伸时用力或后拉时用力；二是跖趾部后拉和前伸时均等用力；三是脚掌向后移动时，跖趾部向内或（和）向外旋转用力，旋转用力也可用均等用力法。

（3）食疗法

①杏仁当归炖猪肺。杏仁15克，当归15克，猪肺250克。先将猪肺洗净切片，在沸水中氽后（10分钟即可）捞起，然后加入杏仁、当归，用慢火炖熟即可。宜每天午时饭后食用。猪肺具有很好的润肺作用，与杏仁、当归煮食，可以起到润肠通便的功效。

②牛奶玉米粥。牛奶500毫升，玉米粉60克。将玉米粉加适量冷水调和成粉浆状。在锅内放入适量水，水开后放入已调和的粉浆和牛奶，不断搅动，煮熟即可食用。如喜食甜味，可放入适量白糖。此粥清香可口，而且营养非常丰富，具有很好的润肠通便效果，可以预防痔疮、结肠癌等。

③芝麻粥。黑芝麻、粳米适量。取黑芝麻适量，洗净晒干后，炒热研末。每次取30克，同粳米100克用文火熬粥。此粥较适于身体虚弱、头晕耳鸣的孕期便秘患者食用，对于上火、阳虚患者则效果不明显。

④蜂蜜水。每天早起取1勺纯天然蜂蜜放入杯中，再倒入温开水（约70℃），充分化开后即可饮用。蜂蜜对胃肠功能有调节作用，可使胃酸分泌正常，增强肠道蠕动，缓解便秘症状，对治疗便秘效果显著，宜长期坚持服用。

⑤红薯小米粥。红薯400克，小米100克。将红薯去皮、洗净、切成块，小米洗净。在锅内放入适量清水，置旺火上煮开后，把红薯、小米同放入锅内，改用文火煮至米烂粥稠即可。红薯含有丰富的膳食纤维，有很好的润肠通便作用，可预防结肠癌，防治习惯性便秘，对于长期便秘的中老年人效果明显。

（四）健　忘

1. 认识健忘

健忘是指记忆力差、遇事易忘的症状。多因心脾亏损，年老精气不足，或痰瘀阻痹等所致。

2. 养生保健

（1）生活起居

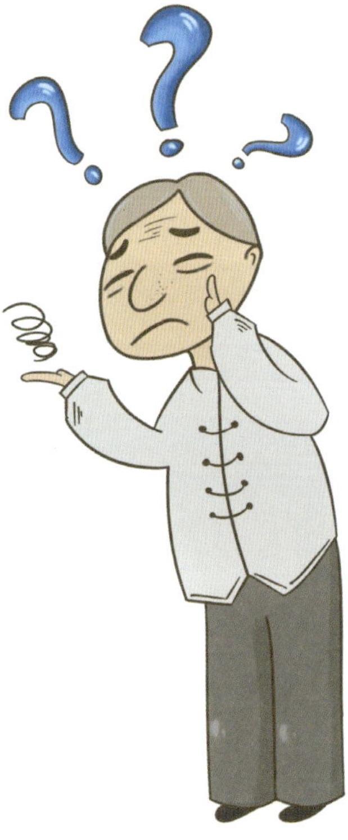

①多听音乐。保加利亚的拉扎诺夫博士以医学和心理学为依据，对一些乐曲进行了研究，发现巴赫、亨德尔等人的作品中，慢板乐章能够消除大脑的紧张，使人进入冥想状态。他让学生们听着节奏缓慢的音乐，并且全身放松，合着音乐的节拍读出需要记忆的材料。学习结束之后，再播放2分钟欢快的音乐，让大脑从记忆活动中恢复过来。很多试验过这种方法的学生都觉得记忆效果很好。

②背诵经典。人们在看书和学习中甚至是休闲时会经常背诵一些名篇、成语、佳句、诗歌短文、数理公式、外文单词和技术要领知识，这是锻炼记忆力的“硬功夫”。马克思青年时就是用不熟练的外文背诵诗歌来锻炼自己的记忆力的。每天坚持10~20分钟的背诵，能增进记忆力。

③身心运用。科学证明，正确的重复是有效记忆的主要方法，特别是人在学习中通过自己的脑、手、耳、口并用进行知识记忆时，记忆的效率高、效果好。因为当你记忆时，应该用脑想，也要口念、手写，在学习中不知不觉地调动了自身更多的记忆“通道”参加记忆，这样使自己的记忆痕迹加深，记忆效果当然更好。

④奇思怪想。我们在学习与看书时往往对一些数字、年代不易记住。如果善于联想记忆，便好记了。如桩子表、房间法（又叫罗马房法和图像字法），是

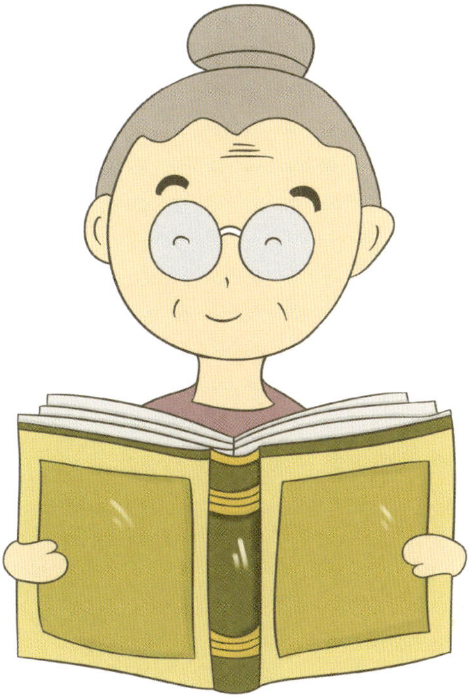

联想法的具体化。可以将桩子或房间用来当成图像的存放处，原理就是让要记忆的东西跟已知的东西做连接，原来的东西就叫“桩子”，把新的要记忆的事物与桩子连接。此法用于大量数据和外语的记忆。

⑤多咀嚼。科学证明，人的咀嚼是能有效防止记忆衰退的方法之一。有人认为，其原因在于咀嚼能使人放松。如果老人咀嚼得少，其血液中的激素就相当高，足以造成短期记忆力衰退。如我们在观察中会发现，经常咀嚼的人牙齿就好，吃饭更香，学习能力和记忆能力也随之增强。

⑥常唠叨。唠叨，在某种程度上可帮助女性增加记忆和延长寿命。唠叨在语言运用中就是重复说某一件事情或某一个人，经常地重复必然加深唠叨人对某一件事情或某一个人的关注和记忆。专家认为，女性比男性更乐于与人进行言语交流，而男性进入老年期后，沉默寡言者居多。言语是不可或缺的心理宣泄方式，可防止记忆力衰退。

⑦巧妙饮食。摄取适量的“健康油脂”可减少血栓的发生，例如橄榄油、鱼油是维持血液正常循环的好选择，含有丰富维生素、矿物质的蔬菜水果也是保持健康的上佳选择。有的人不是记忆不得法，而是大脑中缺乏记忆信息传递员——乙酸胆碱。如果你经常吃上述食物，便可极大地改善你的记忆力。

⑧多玩耍。人的躯体活动能改善健康状况，精神活动则能减轻记忆力衰退。特别是那些爱玩爱活动的人兴趣广泛，涉猎众多，知识面广，记忆力也强。科学证明，跳舞、读书、玩纸牌、学外语等活动都能不同程度地增加神经突起的数量，增强神经细胞间的信号传导，巩固记忆。

⑨运动健身。一般而言，身体健康、爱好体育运动和热爱生活的人，精力充沛，学习能力强，记忆力当然也强，人们在锻炼身体时可以促进大脑自我更新。专家认为，长期的心血管运动可以减少因年龄增长而出现的脑组织损失，可以减轻记忆力衰退。多项研究表明，要保持大脑活跃，只需经常运动。一星期锻

炼3~4次的在校儿童，在10岁或11岁时考试成绩一般都较高。经常走路的老年人在记忆测试中的表现要比那些惯于久坐的同龄人好。因此，锻炼能增强智力，可通过运动向消耗能量的大脑输入额外的氧气。

最新研究还反驳了人出生后就不能再产生新的脑细胞的说法。相反，研究发现体育锻炼实际上能促进新的脑细胞增长。在老鼠身上，锻炼引起的脑力增强效果，在与学习和记忆有关的海马状突起上表现得最为明显。

（2）食疗法

饮食的营养成分跟老年人的健忘是有关系的。那么对于健忘的老年人来说平时饮食要注意哪些呢?平时老年人多吃哪些食物比较好呢?

①多吃一些含胆碱的食物。研究表明，人的记忆力减退是因为人脑中的乙酰胆碱含量减少。改善记忆力的方法就是补充乙酰胆碱。含有乙酰胆碱的食物有瘦肉、鱼、鸡蛋等。

②多吃富含维生素和碱性的食物。碱性食物对大脑的记忆力具有一定的改善作用。含有碱性的食物有葡萄、牛奶、豆腐、豌豆、马铃薯、油菜、芹菜、白菜等。富含维生素的食物有水果和新鲜的蔬菜等。

③补充一些卵磷脂。卵磷脂具有增强脑部活力、延缓脑细胞老化等作用，所以在改善记忆力的时候不妨从补充卵磷脂开始。含有卵磷脂的食物有蛋黄和豆制品等。

④补充一些含镁的食物。核糖核酸是保护大脑记忆力的主要物质，而镁具有促使核糖核酸进入脑内的作用，所以补充含镁的食物能够改善记忆力。含镁的食物有坚果类、豆类、麦芽等。

⑤适当食用补益食品。常见的补益食品有核桃仁、枸杞子、桂圆、人参、海带、南瓜、葵花子、胡萝卜、黄豆等。

核桃仁：核桃仁内含丰富的不饱和脂肪酸、蛋白质、维生素等营养成分，可营养大脑，促进细胞的生长，延缓脑细胞的衰弱进程，提高思维能力。每次吃核桃1~2个，每天2次，生吃或煮粥服用。可增强记忆，消除疲劳，具有补肾固精、滋补强壮的作用。对人的大脑神经有益，对神经衰弱者可以起到辅助治疗的作用。

海带：海带含有丰富的亚油酸、卵磷脂等营养成分，有健脑的功效。海带等藻类食物中的磺类物质，更是头脑中不可缺少的。

黄豆和沙丁鱼：被称为植物蛋白之王的黄豆中所含的谷酰胺和沙丁鱼中的牛黄素，都是大脑必需的蛋白质。将适量的黄豆洗净，与切成小块的沙丁鱼一起加水炖食或红烧，每天或隔天1次，有增强记忆力、延缓脑细胞衰老的作用。

芝麻等油类食品：将芝麻捣烂，加入少量白糖冲开水吃，或买市售芝麻糊、芝麻饼干、芝麻饴等制品，早、晚各吃1次，7天为一个疗程，5~6个疗程后，可收到较好的效果。

南瓜：南瓜味甘、性平，有清心醒脑的功效，可治疗头晕、心烦、口渴等阴虚火旺病症。因此，神经衰弱、记忆力减退的人，可将南瓜做菜吃，每天1次，疗程不限，有较好的治疗效果。

葵花子：常食葵花子有一定的补脑健脑作用。实践证明，喜吃葵花子的人，不仅皮肤红润、细嫩，而且脑子好用、记忆力强、言谈有条不紊、思维敏捷、反应较快。

胡萝卜：胡萝卜中含有蛋白质、氨基酸、糖、维生素B_2、钙、磷、铜、镁等营养成分，是强身健脑的佳品。

艾滋病防治知识 09

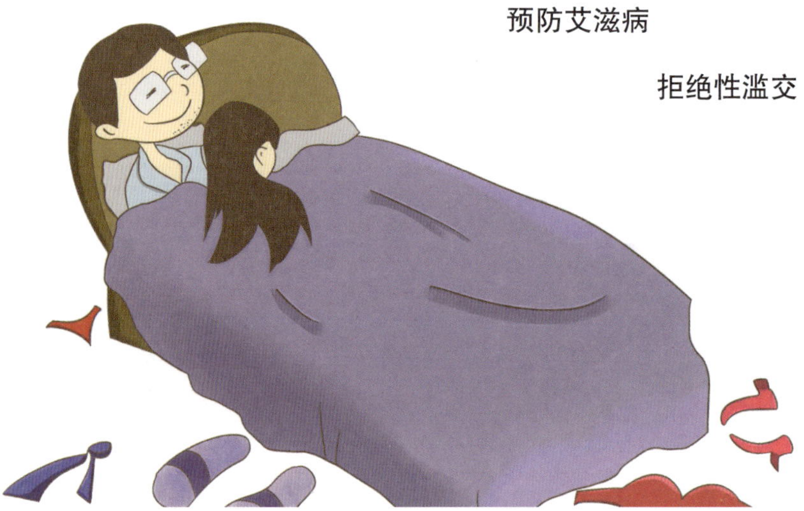

如果一个人患有艾滋病，他有10个性伴侣，对方也可能有10个性伴侣，那么他就可能传染给19个人，所以不提倡多性伴侣、性滥交。性滥交会增加感染艾滋病的风险。

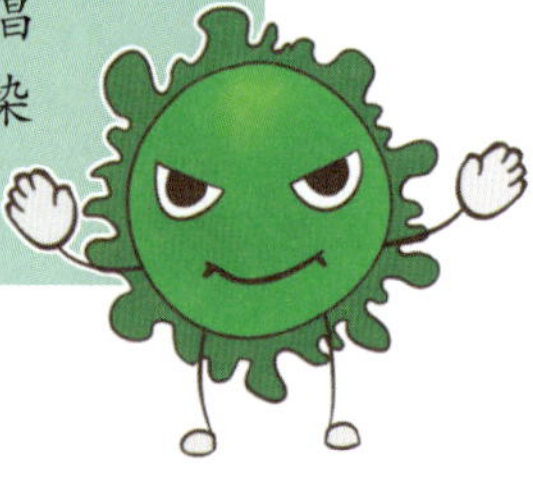

（五）耳　鸣

1. 认识耳鸣

耳鸣是一种常见的临床症状，并不是一种疾病。耳鸣通常是指在无任何外界相应的声源或电刺激时，耳内或头部所产生的声音的主观感觉，简称耳鸣。

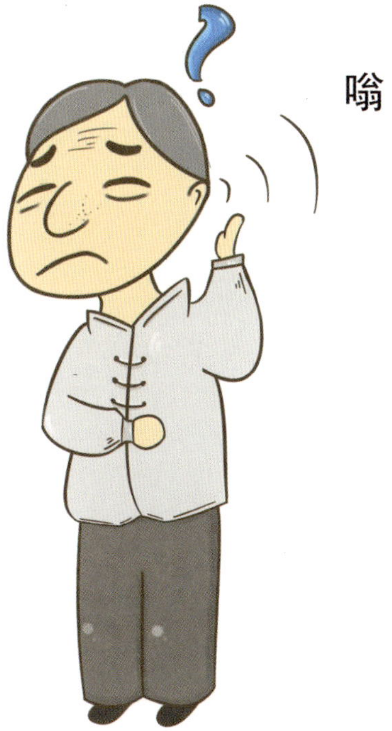

中医认为引起耳鸣的原因有内因和外因两方面。内因多由恼怒、惊恐，肝胆风火上逆，以致少阳经气闭阻，或因肾虚气弱，肝肾亏虚，精气不能上濡于耳而引起；外因多由风邪侵袭，壅遏清窍所致；亦有因突然暴响震伤耳窍而引起。

2. 养生保健

（1）生活起居

①避开噪声。暴露在强噪声下可损害听力，也会导致耳鸣。在操作机器时戴耳塞会有帮助。当实在无法避免噪声源时，应及时捂住耳朵，避免耳朵受到强噪声的刺激。

②不要使用兴奋剂。咖啡因、烟碱等会加重耳鸣。

③增加背景声音。音乐、风扇或其他的背景声音会转移大脑注意力，缓解耳鸣的症状。

（2）心理调节

专家指出，情绪紧张或精神紧张、情绪低落、忧郁、情绪波动、过度疲劳等均可以加重耳鸣，而耳鸣本身又可使患者出现不良的情绪和心理状态，相互影响，出现恶性循环。

因此，保持一个轻松、乐观的良好情绪和心理状态可减轻或缓解耳鸣现

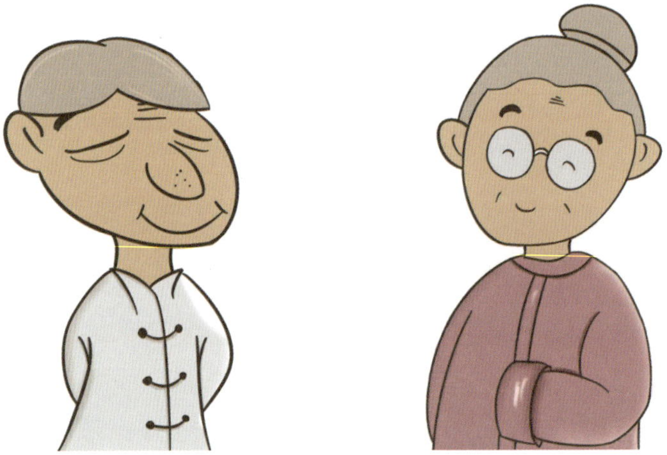

象。平时要学会放松，不要待在太安静的地方，可以找朋友聊聊天等。

（3）食疗法

①多吃有活血作用的食物。活血化瘀能扩张血管，改善血液黏稠度，有利于保持耳部小血管的正常微循环。可常食用黑木耳、韭菜、红葡萄酒、黄酒等。

②少吃过甜、过咸、含胆固醇过多、纤维素过少的食物。因这些食物可导致高血压、动脉硬化、糖尿病，可促进内耳血管病变而加速老年人耳鸣、耳聋的进展。

③注意5种营养素的摄取。

维生素B_{12}：有利于保护耳神经。蛤蜊、火腿、牡蛎、鲱鱼、鲑鱼、金枪鱼等食物内含有维生素B_{12}。

镁：有利于保护娇嫩的耳朵。糙米、鳄梨、菠菜、燕麦片、椰菜、酸奶、香蕉等食物内镁含量较多。

锌：有利于维持耳蜗的正常功能。含锌的食物主要有牡蛎、牛肉、羔羊肉、鸡蛋、整粒谷物、坚果、酸奶等。

维生素A：有助于提高听力。富含维生素A的食物有胡萝卜、南瓜、甘薯、菠菜、金枪鱼、哈密瓜、杧果等。

维生素D：宜适当摄入含维生素D较多的食物，如动物肝脏、蛋类、蘑菇、银耳等。

艾滋病防治知识 10

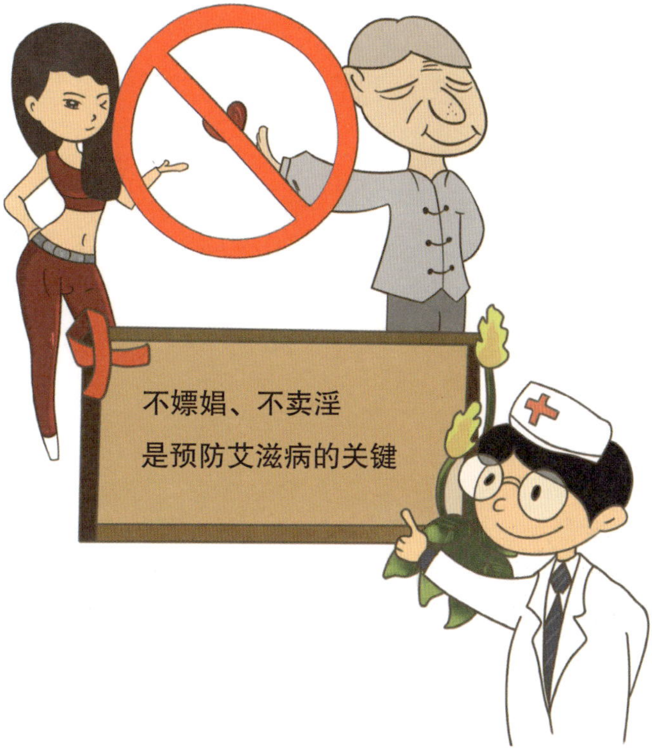

卖淫嫖娼行为很容易感染艾滋病。洁身自好，不嫖娼、不卖淫，是预防艾滋病的关键。

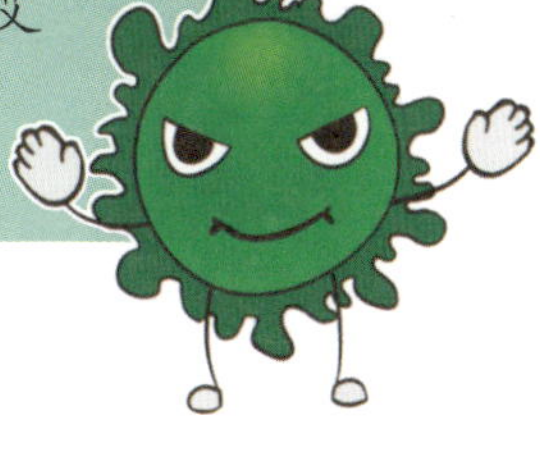

（六）尿 频

1. 认识尿频

正常成年人白天排尿4~6次，夜间0~2次，次数明显增多的则为尿频。尿频是一种症状，并非疾病。由多种原因引起的小便次数增多，但无疼痛感，又称小便频数。

尿频的原因较多，包括精神因素、病后体虚、寄生虫病等。中医认为，小便频数主要是中老年人体质虚弱，肾气不固，膀胱约束无能，其化不宣所致。此外，过于疲劳，脾肺二脏俱虚，上虚不能制下，土虚不能制水，膀胱气化无力，而发生小便频数。从西医角度讲，可能患有糖尿病、尿崩症、急性肾功能衰竭、尿道炎症、膀胱结核或结石、前列腺增生或前列腺炎、尿道狭窄、神经系统疾病等，导致膀胱功能失常，其中前列腺炎以及尿道感染最常见。

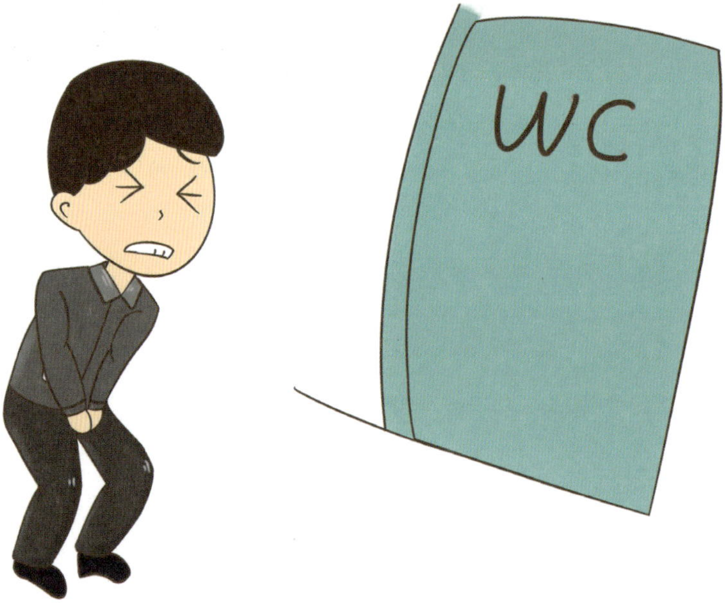

2. 养生保健

（1）生活起居

①积极治疗疾病。有糖尿病、尿崩症、急性肾功能衰竭、尿道炎症、膀胱结核或结石等的老年患者，要积极治疗。糖尿病容易并发神经源性膀胱炎，导致尿潴留，这也是尿道感染发生的诱因，应予以重视及治疗。

②口服碱性药。当尿检pH值偏低，尿液呈酸性时，也适于细菌生长。这时可饮用矿泉水，或口服碱性药物如碳酸氢钠（小苏打）。

③注意卫生。糖尿病患者要特别注意外阴局部卫生。

④适当增加饮水量以冲洗尿路。有尿时要及时排空，不让细菌有入侵、寄生、繁殖的可乘之机。

⑤加强体育锻炼，增强体质。这是预防泌尿系感染的首要方法。一旦感染，在发热、尿化验异常的急性期，应卧床休息。恢复期就要参加适度的体力活动，避免体质虚弱，迁延不愈。活动的形式可因人而异，但不能过于疲劳。

⑥控制饮食结构，避免酸性物质摄入过量，加剧酸性体质。饮食的酸碱平衡对于尿频的预防是非常重要的一个环节。要多吃富含植物有机活性碱的食物，少吃肉类，多吃蔬菜。

⑦要经常进行户外运动。在阳光下多做运动多出汗，可帮助排除体内多余的酸性物质，多呼吸新鲜空气，减少发病概率，有助于身体健康。

⑧保持良好的心情，不要有过大的心理压力。压力过大会导致酸性物质的沉积，影响代谢的正常进行。适当调节心情和自身压力，可以保持弱碱性体质，使尿频远离自己。

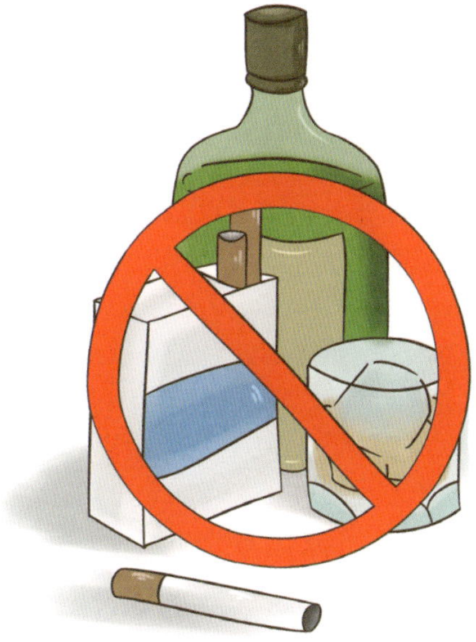

⑨生活要有规律。生活习惯不规律的人，如彻夜唱卡拉OK、打麻将、夜不归宿等，都会加重体质酸化，病毒容易入侵。应当养成良好的生活习惯，从而保持弱碱性体质，使病毒远离自己。

⑩远离烟、酒。烟、酒都是典型的酸性食品，毫无节制的抽烟、喝酒，极易导致体质酸化。

⑪防止病从口入。不要饮用被污染

的水和食用被污染的食物，如农作物、畜禽鱼蛋等，要多吃一些绿色有机食品。

（2）保健操

①练甩手功。头正身直，双手自然下垂，两脚分开与肩同宽，两眼平视，自然呼吸。然后两手同时向前、向后甩动，身体也要随着双手而自然前后摆动。向后甩时，大脚趾要同时用力抓地，力要发于腰，作用于手，落于脚跟，人的重心要随身体的摆动而在脚底前后移动。

②揉按小腹。以双手掌根部揉按肚脐以下小腹，再用双手掌心交替顺时针方向轻揉小腹各100次。

③摩腰。端坐，宽衣，将腰带松开，双手相搓以略感发热为度，然后将双手置于腰间，上下搓摩腰部，直至腰部感觉发热为止。

④提踵。双脚并立，脚跟靠拢，两脚间相距一拳半，做提踵动作（直膝）4×8次。为了能站稳身体，操作时双手可扶住椅背。

⑤按摩脚跟内侧。站姿同④，先将右脚稍向前移，用右脚跟的下后部按摩左脚跟内侧（即踝关节下凹陷处）4×8次，再用左脚跟按摩右脚跟内侧4×8次。脚跟内侧系人体生殖区反射点，能刺激和催发激素，更有健肾及防治相关疾病的功效。

⑥按摩脚跟外侧。先将右脚提起，绕至左脚后跟，用右脚背及小趾外侧按摩左脚跟外侧（即踝关节下凹陷处）4×8次，再用左脚以同样动作按摩右脚跟外侧4×8次。

⑦按摩脚背。先用右脚弓（脚底中间凹陷处）按摩左脚背4×8次，再用左脚弓按摩右脚背4×8次。脚背经络丰富，是人体胸部反射区。位于脚弓处的涌泉穴，又是足少阴肾经要穴。

⑧按摩脚背外侧。先用右脚背外侧（脚底向左）按摩左脚背外侧4×8次，再用左脚背外侧按摩右脚背外侧4×8次。

⑨踩脚趾。先用右脚跟踩左脚趾，要求从大脚趾向小趾来回用力踩压4×8次，再用左脚跟踩压右脚趾4×8次。大脚趾系人体面部神经的集结区。大脚趾、第二趾、中趾、第四趾、小趾的根部，分别是咽喉、食道、眼、耳以及泌尿系统的反射区。经常踩脚趾能防治多种疾病，并使人耳聪目明。

⑩按摩小腿外侧。先用右脚跟外侧（脚底向左），上自足三里，下至足踝处按摩左小腿外侧4×8次，再用左脚跟外侧按摩右小腿外侧4×8次。足三里系足阳明胃经要穴，有补气和促进消化功能的作用。

⑪按摩腓肠肌。腓肠肌即小腿肌，俗称腿肚子。先用右脚背绕至左脚小腿肌，自上而下按摩4×8次，再用左脚背按摩右脚小腿肌4×8次，按摩时会有酸胀

感，有放松全身经络的作用。

⑫转踝。先站稳左脚，用右脚尖踮地，做顺时针或逆时针转动右脚踝关节4×8次，再以同样姿势转动左脚踝关节4×8次。可提高踝关节的灵活性。

⑬甩脚。先站稳左脚（可双手扶住椅背），将右脚稍稍提起，脚尖向下，放松踝关节，用力甩脚4×8次，再以同样姿势甩左脚4×8次。对放松肌肉、疏通经络极有好处。

（3）食疗法

①饮食原则。

温补固涩食物：肾气不足者宜食，如糯米、鸡内金、鱼鳔、山药、莲子、韭菜、黑芝麻、桂圆、乌梅等。

清补食物：肝胆火旺者宜食，如粳米、薏苡仁、山药、莲子、鸡内金、豆腐、银耳、绿豆、赤小豆、鸭肉等。

动物性食物：宜吃猪腰、猪肝和肉等食物。

主食：晚餐宜吃干饭，以减少摄水量。

②具体食疗法。

每天睡前吃10个荔枝肉，连吃1~2个月，最宜秋、冬季食用。还可用鸡肠1副，洗净，烘干研末，加白糖适量拌匀，每天睡前服1/7~1/5副，温开水送服，连服5~7天。

③食疗药膳。

核桃仁鸡卷：净公鸡1只（约重1 250克），核桃仁60克，葱、姜丝各10克，植物油750克（耗油50克），料酒、味精、香油各适量。核桃仁去皮，用植物油炸熟剁碎。将鸡从脊背下刀剔尽骨，保持整形不破裂，然后用盐、料酒、味精、葱、姜抹匀，腌渍3小时，拣去鸡身上的葱、姜，放于砧板上切开铺平，把核桃仁放在鸡膛内一端，卷成筒形，再包卷两层净布，用细麻绳捆紧。烧开卤汤，放入鸡卷，煮约1.5 小时，捞出晾凉，解去绳布，重新用布裹紧捆好，再放入卤汤内煮30 分钟，捞出解去绳布，刷上香油（以免干燥）。食用时切成2 毫米左右的圆形薄片即成。适宜肾阳不足所致的阳痿、尿频，肺肾两虚所致的咳嗽、气喘，精血亏少所致的眩晕、便秘等症。

附烧狗肉：狗肉1 000克，熟附片10克，生姜片50克，水发玉兰片50克，香菜20克，酱油15克，葱段20克，姜20克，料酒25克，清汤1 000克，湿淀粉20克，植物油750克，精盐、味精、桂皮、八角、花椒、白糖、醋各适量。熟附片与生姜片一起，用水煮提取浓缩汁60克。将带骨的狗肉剁成2.4 厘米的方块，放入锅内煮至八成熟，捞出放入碗内，加酱油、葱、花椒、八角、桂皮、香菜，添清汤放入屉内蒸烂取出，另把玉兰片、葱、姜切成丝，香菜叶洗净。锅内放入油，烧至八九成热时，取出狗肉块控净汤汁，加湿淀粉抓匀，放入油锅内炸成深红色，取出控净油。炒锅内放入少量油，油热时放入葱、姜炝锅，添汤并放入酱油、精盐、味精、料酒、白糖、醋、玉兰片丝及炸过的狗肉块、附片和生姜浓缩汁。汤开时，加盖用微火焖五六分钟，再开盖翻炒，汤汁将尽时，加明油，将狗肉块盛在盘内，锅中的汤汁浇在狗肉块上，撒上香菜叶即成。具有温肾散寒、壮阳益精的功效，适宜阳痿、夜尿多、畏寒、四肢冰冷等阳虚症，对身体虚寒的慢性支气管炎、慢性肾炎也有一定疗效。

枸杞叶羊肾粥：枸杞叶250克，羊肾1只，羊肉100克，粳米约150克，葱白2根，细盐少许。将羊肾剖洗干净，去内膜，细切，另把羊肉洗净切碎。用枸杞叶水煎取汁，同羊肾、羊肉、葱白、粳米一起煮粥，待粥成后，加入细盐少许，稍煮即成。具有益肾阴、补肾气、壮元阳的功效，适宜肾虚劳损、阳气衰败、腰脊疼痛、腿脚痿弱、头晕耳鸣、听力减退或耳聋、阳痿、尿频或遗尿等症。

九香虫粉：九香虫适量。将九香虫炙熟，研细末，每次3克，空腹食用，日服2次。对肾虚所致的精液异常、尿频有辅助治疗的功效。

灯心花苦瓜汤：灯心花6扎，鲜苦瓜200克。将苦瓜洗净，除瓤和核，切成小段，与灯心花一同煎汤饮用。

蒲公英银花粥：蒲公英60克，金银花30克，大米100克，砂糖适量。先将蒲公英、金银花一同放入砂锅内，加适量清水煎煮，然后去渣取药汁，再加入大米煮成粥，加入适量砂糖。每天食用2次。

泥鳅炖豆腐：活泥鳅500克，鲜豆腐250克，盐、姜、味精各适量。先将泥鳅剖开，去鳃及内脏，洗净放入炖盅内，加食盐、生姜、清水各适量。先用武火烧开，再用文火清炖至五成熟后，加入豆腐块于炖盅内，用文火炖至泥鳅肉熟烂，即可佐餐食用。

艾滋病防治知识 11

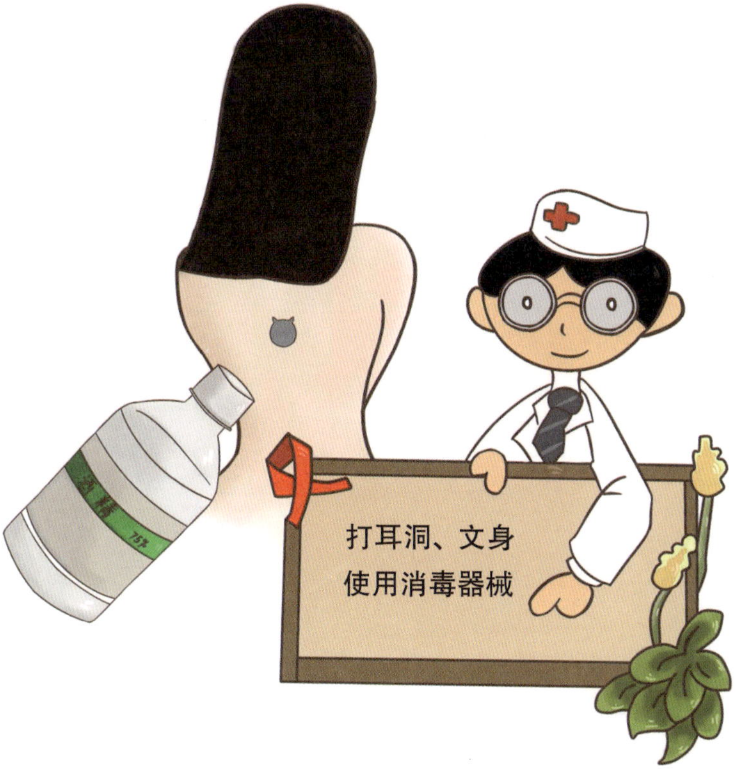

使用没有经过消毒的器械进行打耳洞、文眉绣唇、文身等，极易感染艾滋病病毒。

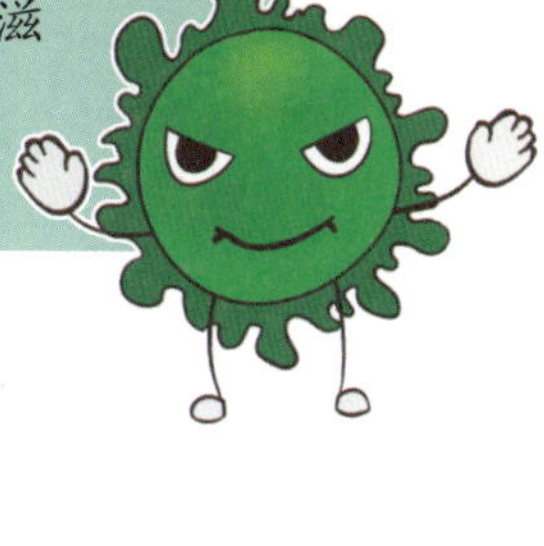

（七）抑 郁

1. 认识抑郁

抑郁症以心境低落为主要特征。抑郁症不是普遍意义上的心情不好，一个人情绪低落，但过两天就好了，这就不是抑郁症。以下这些症状至少存在四项，而且持续两星期还不能缓解，并影响正常生活，就要考虑是否患上了抑郁症。

A. 抑郁心境程度不同，可从轻度心境不佳到忧伤、悲观、绝望。患者感到心情沉重，生活没意思，高兴不起来，郁郁寡欢，度日如年，痛苦难熬，不能自拔。有些患者可能出现焦虑、易激动、紧张不安。

B. 丧失兴趣是抑郁症患者常见症状之一。丧失既往生活、工作的热情和乐趣，对任何事情都兴趣索然。体验不出天伦之乐，对以往爱好不屑一顾，常闭门独居，疏远亲友，回避社交。患者常主诉“没有感情了”“情感麻木了”“高兴不起来了”。

C. 精力丧失，疲乏无力，洗漱、穿衣等生活小事做起来困难费劲，力不从心。患者常用“精神崩溃”“泄气的皮球”来描述自己的状况。

D. 自我评价过低。患者往往过分贬低自己的能力，以批判、消极和否定的态度看待自己的现在、过去和将来，这也不行，那也不对，把自己说得一无是处，前途一片黑暗。强烈的自责、内疚、无用感、无价值感、无助感，严重时可出现自罪、疑病症。

E. 患者呈显著、持续、普遍抑郁的状态，注意力和记忆力减退、脑子迟钝、思路闭塞、行动迟缓，有些患者则表现为不安、焦虑、紧张和激越。

F. 消极悲观。患者内心十分痛苦、悲观、绝望，感觉生活是负担，不值得留恋，想以死求解脱，可能产生强烈的自杀念头和行为。

G. 患者常有食欲减退、体重减轻、睡眠障碍、性功能低下和心境昼夜波动等生物学症状，但并非每例都出现。

食欲减退，体重减轻：多数患者都有食欲不振、胃纳差的症状，美味佳肴不再具有诱惑力。患者不思茶饭或食之无味，常伴有体重减轻。

性功能减退：疾病早期即可出现性欲减低，男性可能出现阳痿，女性可能有性欲缺失。

睡眠障碍：患者典型的睡眠障碍是早醒，比平时早2~3小时，醒后不复入睡，陷入悲哀之中。

昼夜变化：患者心境有昼重夜轻的变化，清晨或上午陷入心境低潮，下午或傍晚渐见好转，能进行简短交谈和进餐。昼夜变化发生率约50%。

2. 养生保健

（1）调摄情志与娱乐养生

抑郁症患者情绪低落，应给予兴奋情绪的方法，使其精神愉悦、开朗，并保持情绪稳定，切忌大喜、大惊。可采用多种方法，如居住环境的色彩可选用粉色、橘红色、黄色、蓝色等比较艳丽的颜色；室内外的花草，以淡雅的兰花、菊花、梅花为宜。有条件的可以经常更换居住环境，经常去花园、游乐场等游玩，也可以适当进行学习、工作和劳动，以转移情志，从中获得乐趣。

积极进行心理疏导，尽量解除患者的心结，使其心情舒畅，精神愉快。患者家属和周围的人对患者不要歧视、冷漠、嘲笑、嫌弃等。

心理养生主要是重视其娱乐功能，如听音乐、唱歌、看电影、看电视、跳舞、做游戏、下棋、阅读书报、旅游等，从而提高患者的兴趣和爱好，增强患者对生活的勇气和信心。

（2）体育健身

可以通过健身操、球类、五禽戏等体育活动，强身壮体，流畅气血，增强胆识。

（3）食疗养生

中医认为，抑郁症病变在心，故平时易多食入心经的食物，如莲藕、绿豆、赤小豆、小麦、荷叶、百合、桃仁、西瓜、甜瓜、桂圆、酸枣仁、莲子、猪皮、海参等。

在食疗药膳中，甘麦大枣汤、人参粥、薏苡仁粥、百合粥、桃仁粥、山楂粥等是抑郁症患者的养生食品。

抑郁症患者以吃无刺激性的新鲜蔬菜、水果为宜，禁食辛辣、肥甘食品，以免生痰。

（4）茶饮药膳

中医认为，玫瑰花味甘微苦、性温，最明显的功效就是理气解郁、活血散瘀和调经止痛。此外，玫瑰花的药性非常温和，能够温养人的心肝血脉，舒发体内郁气，起到镇静、安抚、抗抑郁的作用。女性在月经前或月经期间常会有些情绪上的烦躁，喝玫瑰花茶可以起到调节作用。平日在工作和生活压力较大时，也可以喝点玫瑰花茶，以安抚、稳定情绪。泡玫瑰花时，可以根据个人的口味，调入冰糖或蜂蜜，以减少玫瑰花的涩味，加强其功效。需要注意的是，玫瑰花最好不要与茶叶泡在一起喝，因为茶叶中有大量鞣酸，会影响玫瑰花舒肝解郁的功效。

对治疗抑郁症有益的食疗方有猪肉苦瓜丝、枸杞叶炒猪心、枸杞子山药猪脑汤、菖蒲炖猪心等。

（5）按摩保健

首先，需要按摩的穴位是太阳穴，按摩此穴位能有效地醒脑安神。睡前轻揉按摩，或者借助按摩器进行按摩，可舒缓紧张的大脑，利于睡眠和对身体神经的修复。此穴位可以采用拇指按压或者食指和中指按摩的手法。按压时会产生一阵舒适的眩晕感并传遍整个大脑。

其次，按摩膻中穴，能够很好地起到舒缓心燥心烦、烦闷意乱等不良心理感受的作用。膻中穴位于两乳头连线的正中位置，按摩时会有一种非常明显的刺激感和酸痛。

最后，按摩足部的太冲穴和行间穴。手法是从太冲穴向行间穴推压，也可以分别按摩这两个穴位。两个穴位都位于足部大脚趾和二脚趾之间。抑郁症患者按摩这两个穴位时酸痛刺激感会非常强烈，也有可能会出现极度的、痛不可碰的现象。但只要坚持，由轻到重适度按摩这两个穴位，一定会收到令人惊喜的效果。

第三章
性爱养生保健指南

（一）性爱使人年轻

1. 性爱使人年轻的道理

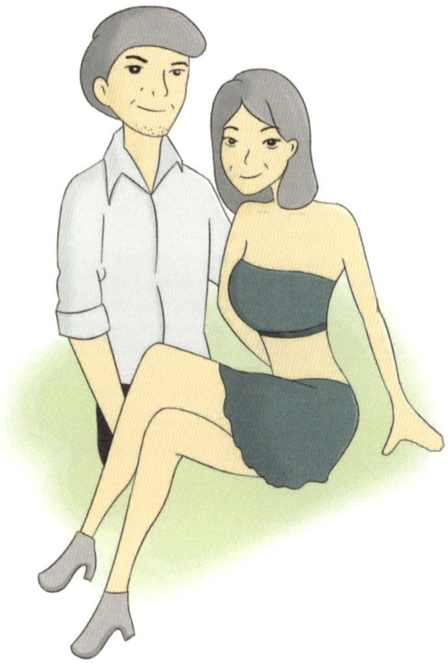

和谐的性生活能够使人精神愉快，这无须证明，人们大多都有这方面的切身经历。而精神愉快便能使人在相对状态下保持青春不老，这又是一个常见的现象，其中究竟有什么道理呢？

当男女双方准备进行性接触时，大多处于愉快的情绪状态之中，在这种情绪的驱动下，男女双方都会乐于把自己打扮得更年轻一些。比如女性禁不住打扮起来，男性会把胡子刮干净。这些修饰自然会使人显得年轻。

人们在做爱之前，一般都要进行大量的抚摸。人的皮肤也具有新陈代谢的功能，经常进行刺激，可以防止皮肤老化。性爱中的接吻和抚摸，正好无意中与之相结合。

那种与自己心爱的人共享性体验的心情，那种令人欲醉欲仙的飘然感觉，对人体的自主神经系统会产生刺激，促使性激素分泌旺盛，而性激素对女性特征的形成恰恰有重大影响。性激素分泌增多后，女性的皮肤就会变得更加细腻，有些中老年女性的头发还会变得既有光泽又有弹性，格外乌黑。

在性行为过程中，由于血液循环和呼吸节奏的加快，体温增高，脸部皮肤会显得比平常红润，细胞组织内水分增多，皮肤充盈起来，皱纹便会减少甚至消失。很多男性都有这种发现，过完性生活后，自己的妻子会显得比以前漂亮多了。

2. 性爱的好处

①性爱可防治性生理早衰。性活动是一个全面兴奋过程，这种兴奋可以刺激性激素分泌。男性雄激素分泌能延缓性器官衰老，阴茎勃起能增加血管弹性，不至于因为血管长期收缩和海绵体松弛而过早退化。女性雌激素分泌能维持乳房的坚挺，防止阴道萎缩并且保持有弹性。

②性爱可防治老年疾病。经常保持适度的性生活可预防前列腺癌的发生，精液中的物质能预防妇女的老年性阴道炎。

③性爱可提高免疫力。性生活的精神愉快，体内分泌的激素可以把血流、细胞调节到最佳状态，从而提高免疫力。

④性爱能使骨骼坚硬。性爱时雌激素分泌增加，可促进钙离子的吸收，有效预防中老年人骨质疏松。而性爱刺激雄激素的分泌，能使男性肌肉更发达，骨骼更坚硬。

⑤性爱可助睡眠。性爱后刺激副交感神经，具有安神助眠的作用。另外，精液能阻止抑郁症的发生。

⑥性爱可以减肥。性爱能有效消耗热量，降低中老年人的脂肪堆积，促进新陈代谢，达到减肥目的。

⑦性爱增进中老年夫妻的感情。性爱可使夫妻双方的心理获得满足，驱逐孤独感。这是子女的孝顺、保姆或护士的关怀替代不了的。

3. 中医怎么看性爱

人类最基本的生活需要是食和性。食物是人类赖以生存的基础，在此基础上靠性来延续后代，从古至今都是如此，故古人云“食、色，性也”，“饮食、男女，人之大欲存焉”。这就是中国人对性的看法。

《玉房秘诀》作为我国“房中术”的权威，书中有提及“衡之古今皆无不当之处”。此书强调，适度有节的性生活不但可以让人安享床笫之乐，还兼有强身长寿之益。《御女损益篇》认为，男女相依为伴才能长寿，“若孤独而思交接者，损人寿，生百病”。并提出，“凡养生，要在于爱情”。元代名医李鹏飞在《三元延寿参赞书》中特别设有《欲不可绝》一节，认为人体在正常情况下必须保持阴平阳秘，阴阳平衡，和合适调，才能健康长寿。《黄帝内经》里说：“能知七损八益，则二者可调，不知用此，则早衰之节也。”

4. 四季性爱与养生

中国的传统文化一向注重人与自然的和谐。“天人合一”是中医的法则之一，中医经典名著《黄帝内经》也强调人要“与天地相应，与四时相符”。在房事方面，这样的论述也很多。比如，古人根据四时季节的交替，提出“春二夏三秋一冬无”的理论。

人的生理状况与四季气候变化相互关联，随着春生、夏长、秋收、冬藏，中医主张性爱次数也要相应增减。具体来说，春天每7天可行房2次，夏天可增为3次，秋天应减为1次，冬天应尽量避免房事。

（1）春季性爱养生

春季阳气初升，万物欣欣向荣。在这样的季节里，人也应和万物一样，不要使思想意识和身心活动受到任何压抑，应让其自然地发生，尽量使身心保持一种通畅的状态。此时，对性不应加以过分的制约，这样才能有助于机体各组织器官的代谢活动，增强生命的活力。

（2）夏季性爱养生

夏季各种植物繁荣秀丽，人们心情愉快，机体“阳气浮长”，保持茁壮旺盛之势，因此，体内的阴阳应该不受任何阻碍地向外宣通发泄。此季节性爱应是随其所愿，适度增加。

（3）秋季性爱养生

天气转凉，万物萧瑟，人也该宁神静志，收敛精气。此季节性爱应加以收敛，稍克制欲望，减少性爱的次数，使体内的阴阳不再向外发泄。如性爱次数依旧，则会阳气外露，不能入阴，易出现心躁、失眠。

（4）冬季性爱养生

冬季百虫蛰伏，人之阳气亦宜藏封。此季节性爱要加以严格控制，尽可能减少性爱的频次。注重进补，以待来春。

艾滋病防治知识 12

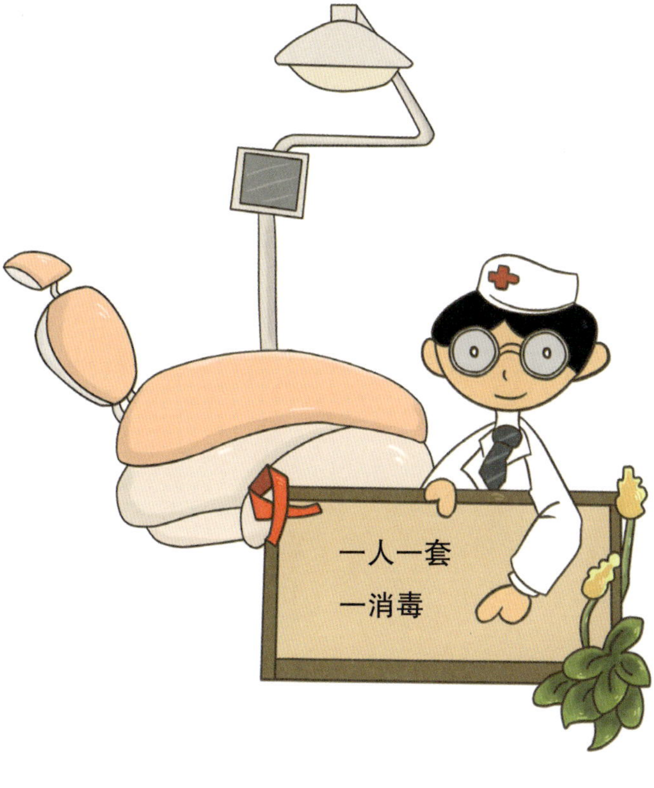

口腔治疗容易造成破溃流血，所以口腔治疗用具必须一人一套一消毒。

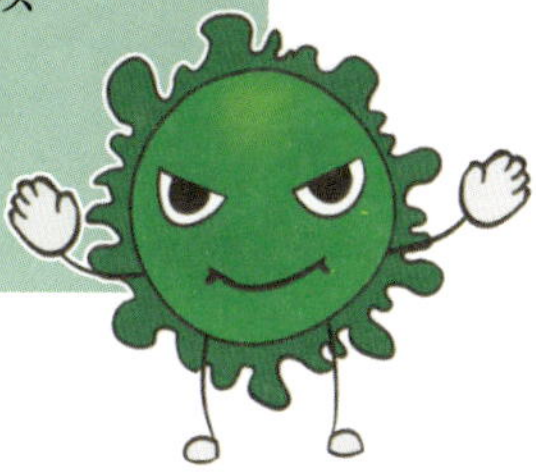

（二）男女性生理的差异

男性和女性在性欲、性反应上存在不同的特点和差异，了解这些差异，有针对性地给以指导，可使男女双方在性生活中都能出现性高潮，获得性快感，达到性和谐。

1. 性欲差异

男性由于生精功能和性激素水平比较平稳，性欲无周期性变化，表现为随意性。而女性虽没有动物的发情周期改变，但随着月经周期的变化，性欲会有周期性变化。一般认为，女性在排卵前后雌激素高峰期时性欲最强，相应地容易达到性高潮。另外，男性的性兴奋易被视觉刺激所激惹，性欲以排泄欲为主、接触欲为辅；而女性的性兴奋最易被触觉所激惹，性欲以接触欲为主，雌激素高峰期的触觉、嗅觉、听觉均敏感。

2. 性行为差异

男性性行为具有冲动性，在时间、体位及情绪与环境等选择上较女性更具主动性。而女性的性兴奋激起较慢，且需要触觉刺激唤起。所以，男方应通过各种方式的温存和爱抚，包括对性敏感区的广泛刺激，以加快女方性唤起。

3. 性反应差异

男性的性兴奋发展速度较快，能很快进入性兴奋状态，而女性的性兴奋发展速度慢，只能缓慢地进入性兴奋状态。男性达到性高潮的时间短，一般需2~6分钟，少数只需1~2分钟，而一般女性达到性高潮的时间长，约需10分钟甚至更长。正常男性每次性行为都出现性高潮，发生射精，而相当多的女性并非每次性行为都出现性高潮，甚至有的人一生从未出现过性高潮。还有，男性必须通过性交、射精才能出现性高潮，而女性并不一定通过性交才出现性高潮，有时仅仅刺激嘴唇、乳房、阴蒂也能出现性高潮，得到性满足。男性性高潮后迅速进入消退期，且性高潮后有一个不可避免的不应期，而女性没有不应期，有多次重复性交、多次重复达到性高潮的潜在性能力。女性性高潮消退期较男性长，有的性兴奋进入持续期后并不出现性高潮，而是继续保持在持续期较高的性兴奋状态下一段时间，然后缓慢进入消退期。

可见，男女性反应的节律是不同步的。为了获得性反应节律的基本同步，达到性和谐的目的，在性生活中，针对上述男女性反应的不同特点，一方面男方应通过各种方式的温存和爱抚进行刺激，并注意刺激的时空特点，即寻找敏感部位（性感区）、移动刺激部位（避免感觉适应的产生）、多感觉共同作用（多部位、多感官）等，以加快和提高女方的性兴奋；另一方面男方要适当降低自己的性兴奋速度，从而使男女双方性反应高潮在时间上得以重叠。同时，女性由于性高潮消退期较慢，如果性高潮后继续有一段时间的爱抚、温存，就能得到较满意的性满足。另外，性和谐的获得尚需要男女双方通过心理调整和补充，包括了解双方的性反应特点，积累性经验，从而达到性和谐。

美国的一项研究表明，在性方面，中老年男性比女性更活跃，而且对性活动更感兴趣，这种差异会随年龄的增长而加大。

艾滋病防治知识 13

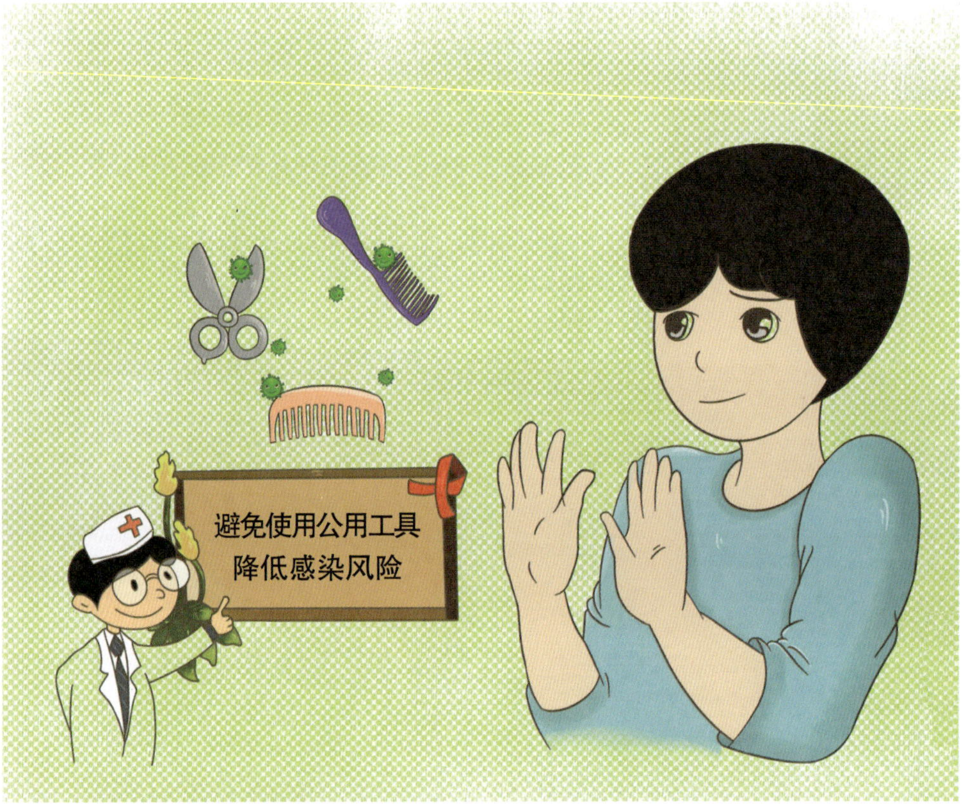

应避免和他人共用理发剪和剃须刀等工具，否则会大大增加感染艾滋病病毒的风险。

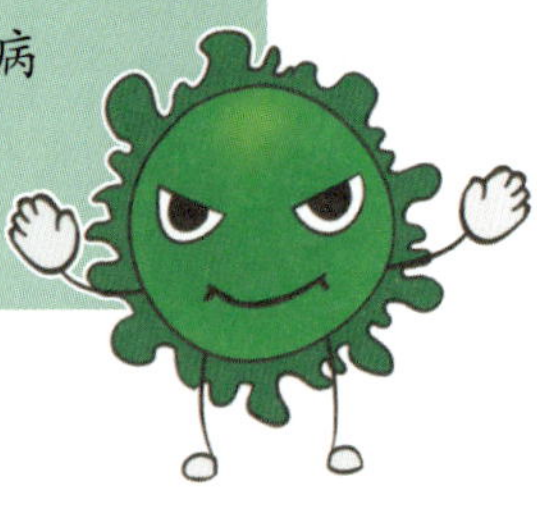

（三）每月多少次性爱为好

1. 性爱频率调查

根据《中国两万例性文明调查》的结果：城镇成年人平均每月性爱频率为4.8次，农村的稍多于城镇的。

调查数据表明，在同样的情况下，性爱的频率差异很大，尤其是40~49岁的中年人，有每月1次或不足1次的，也有每月20次的，没有一定的规律。

广西是长寿之乡，有90多岁仍然有性爱且能生育的寿星。

2. 性爱频率公式

近年来研究表示，性爱频率有公式可参考：年龄×9=时间次数。比如年龄20岁×9＝每10天有8次，年龄30岁×9=每20天有7次，年龄50岁×9=每40天有5次，年龄60岁×9=每50天有4次，年龄80岁×9=每70天有2次，依此类推。当然，这只是一般规律，如有次数多或少也不为怪。

古籍《素女经》曰："人年二十者，四日一泄；三十者，八日一泄；四十者，十六日一泄；五十者，二十日一泄，此法语也。"现代人的生活水平提高了，身体素质也大大提高了，"古来稀"已变成"不稀奇"。常言道："八十不算老，九十年尚小，人生活百岁，风光无限好。"因此，60~65岁的人，性爱频率以2周1次为宜；65岁以上的人，以3~4周1次为宜；80岁以上的人，以1~1.5个月1次为宜。身体素质好的，可以根据性欲要求适当缩短间隔时间，增加次数。总之，老年人过性生活应以事后能获得性满足，身体不感到疲劳或不适为度。

3. 性爱频率因人而异，任其自然

比较一致的意见是性爱频率"因人而异，任其自然"。每个人的性爱欲望与能力各不同，不强求一致。

中国儒家文化主张"中庸"，性爱不要"太过"，纵欲会伤害身体。也不要"不及"，有欲望又压抑自己，长此以往则会导致萎靡不振。合适自己的次数是最好的。

判断中老年人性爱频率正常的标准主要有3条：

一是根据次日的感觉作为判断标准。

二是性欲是自然而然激起的，而且强烈到愿意性爱的程度。

三是性爱的全过程是自然而然地进行和完成的，没有不舒适的感觉。只要没有身体上和心理上的不舒适，都属于正常。

4. 中老年人性爱看重质量

性爱质量包括维持的时间和满意度。中老年人比较重视性爱的质量，因为中老年人性爱有年龄的区别，维持时间和满意度则根据各个年龄段的不同而有所差异。总的来说，年龄越大，维持时间和满意度逐渐下降，这与中老年人的身体状况密切相关。

其实，性爱包含性的接触和爱意的表达，有的人通过抚摸、亲吻、眼神交流等性爱表达，也能使双方得到满足。

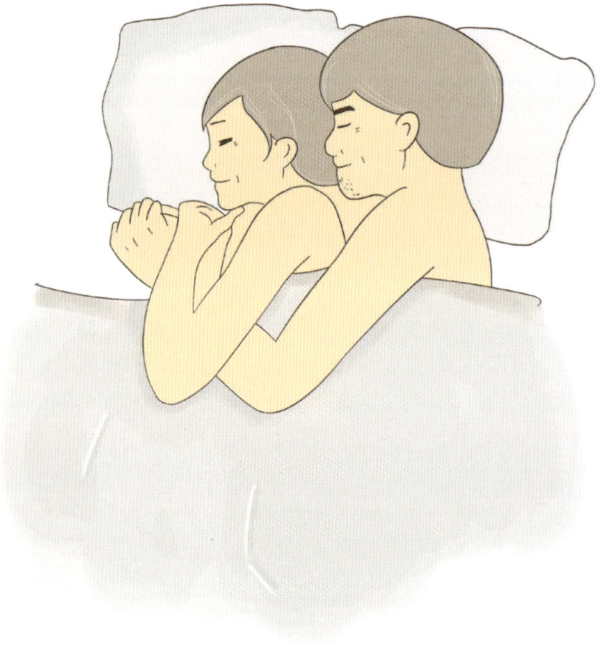

艾滋病防治知识 14

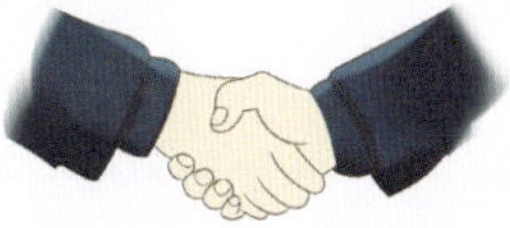

握手

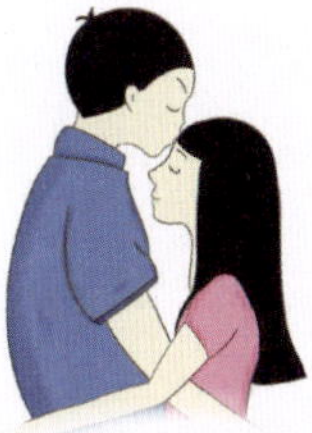

拥抱

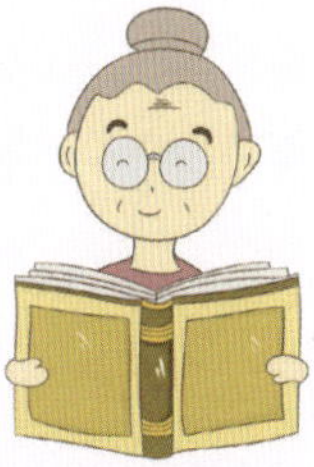

学习，工作

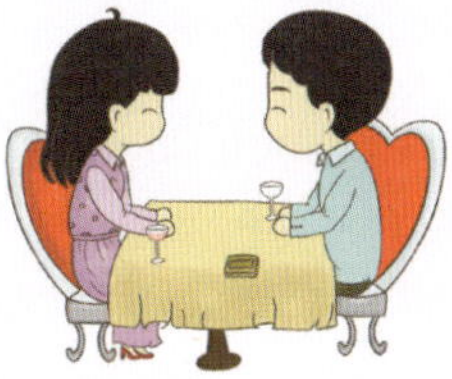

吃饭

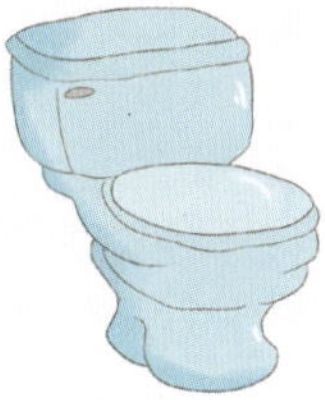

公共厕所

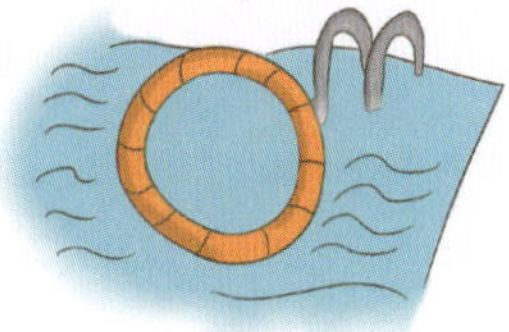

游泳

握手、拥抱，一起学习、工作、吃饭，共用厕所、游泳池等日常生活接触不会感染艾滋病。

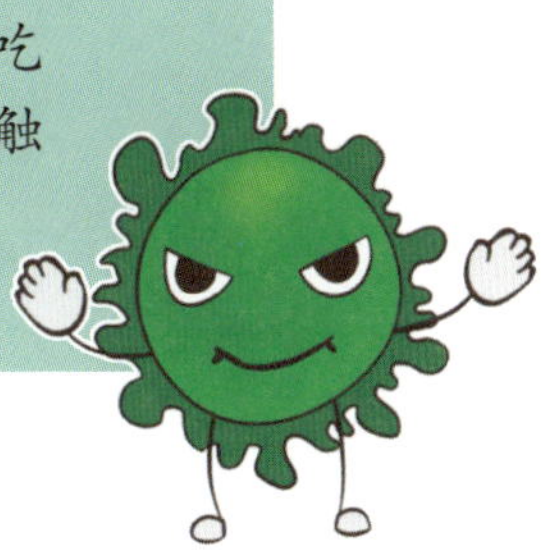

（四）中老年人性兴奋及高潮的特点

1. 中老年男性性兴奋的特点

主宰男性性生理的睾酮分泌水平在50岁开始下降，受此变化的影响，中老年男性会出现一系列功能减退的现象。首先是性爱冲动减弱，性爱反应较以前滞缓，如阴茎勃起时间延长了1倍，但勃起后可以较长时间不射精。在不射精的情况下，也可能疲软下来，再勃起便十分困难。其次是射精的射程非常短，为年轻时的一半左右，性爱高潮不明显，兴奋期睾丸充血肿胀不明显，有些老年人甚至没有。

2. 中老年女性性兴奋的特点

中老年女性性爱退化较男性更加明显，这从身体表面能看得出来。如乳房变小，弹性减退，在年轻时性爱兴奋过程乳房可以充血肿胀1/4，而60岁以上的女性已无此现象。

因雌激素水平下降、卵巢功能减退，位于阴道口两侧的前庭大腺分泌衰减，以致阴道分泌物减少，有时即使兴奋也很难激发腺体的分泌，所以阴道干涩。这是中老年女性在性爱中最困惑的问题之一。

另外，性爱时女性的阴道因充血不足而显松弛，对阴茎的“紧握力”下降，高潮期出现缓慢而不明显，有时自己感到有节律地收缩，但恢复松弛状态只需1~2分钟，阴蒂的反应也随年龄的增大而递减。

3. 中老年人性爱模式的改变

中老年人在性爱心理上的渴求仍然十分明显，有些人还和年轻人差不多，但生理机能衰退明显，这一矛盾一直困扰着中老年人。

随着年龄的增长，性爱从狂热、激情逐渐转变成稳定、持久，性爱心理的需求可以从性活动和情爱中得到满足。男性更多地需要性活动，而女性性欲有别于男性，更多地偏重于心理的倾慕、体肤的亲近和爱抚，不一定要通过两性的性交来满足。

（五）性爱过度的判断

1. 性爱过度就是“纵欲”

“纵欲”指有些人从体力上或精神上不想或不能胜任性爱，而又不得不勉强性爱，或用色情来额外增加性刺激，且性爱后身体极度不适而又勉强维持，这对身体健康是不利的。如果性爱次数较频，而性爱时阴茎能很好地勃起，性爱后精神饱满，精力充沛，就不算“纵欲”。中老年男性性生活后不应期较长，这是对男人的一种天然保护，即使心里想“纵”，身体生理上也“纵”不起来。

2. “纵欲”的危害

①体质状况变差。对男女双方而言，“纵欲”都会造成体力上的较大消耗，久而久之，必然造成体质状况的低下，随即也会影响精神状态，连思维能力、记忆力、分析能力等都会每况愈下。

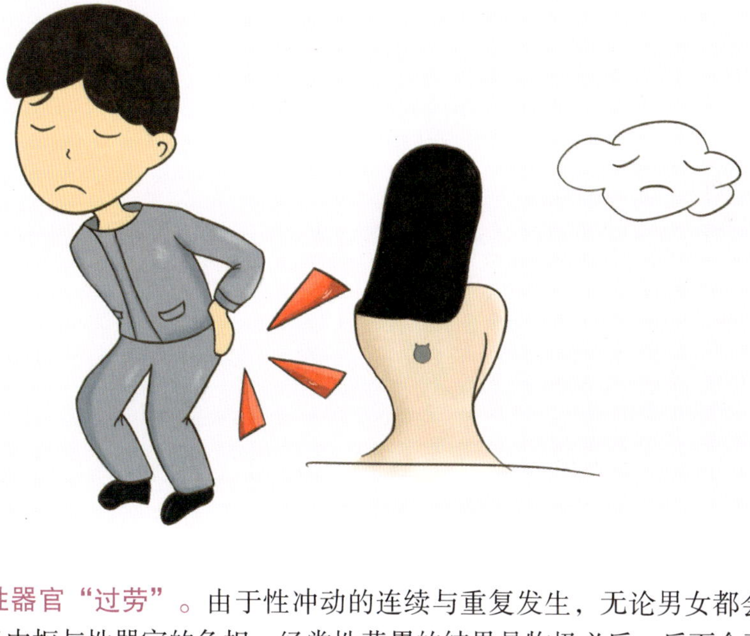

②性器官“过劳”。由于性冲动的连续与重复发生，无论男女都会加重性控制神经中枢与性器官的负担。经常性劳累的结果是物极必反，反而会引起性功

能衰退，造成性功能的“未老先衰”。

③诱发性功能障碍。男子经常重复性生活，会延长射精时间，因为第二次性生活的射精出现时间肯定比第一次长，这就埋下了今后诱发阳痿、不射精、射精时间迟缓、性生活无快感等性功能障碍的隐患。

④不应期过长。男子性生活后有一个不应期，即房事结束后有一段时间对性刺激不再发生反应。如果经常重复性生活，就会延长不应期，容易引起性功能衰退。

⑤加重腰背劳损。男子经常重复性生活，由于性器官反复与持久性地充血，会诱发前列腺炎、精囊炎等疾患，不但造成会阴部不适，腰酸背痛，还会出现血精。女子经常重复性生活，性器官始终处于充血状态，会诱发盆腔充血即盆腔瘀血综合征，产生腰酸、下身沉重等不适感觉。

⑥多次性交后满意度降低。不管男女，重复性生活时，第二次或第三次、第四次的性满足程度都会比前一次差，这样容易造成心理上的影响，认为自己的性能力有问题，最终导致因心理与精神因素诱发的性功能障碍。

3. 性爱过度的判断

一般认为，在性爱后第二天或几天内出现下列情况，就可能是性爱过度了。

一是精神倦怠，萎靡不振，无精打采，提不起精神，精力不集中，昏昏欲睡。

二是全身无力，腰酸腿软，懒得动，头重脚轻，头晕目眩，两眼冒金星。

三是面色苍白，两眼无神，形体消瘦。

四是气短心跳，时出虚汗，失眠多梦，不易入睡。

五是食欲减退，不思饮食，胃纳欠佳，有时有轻度恶心感。

艾滋病防治知识 15

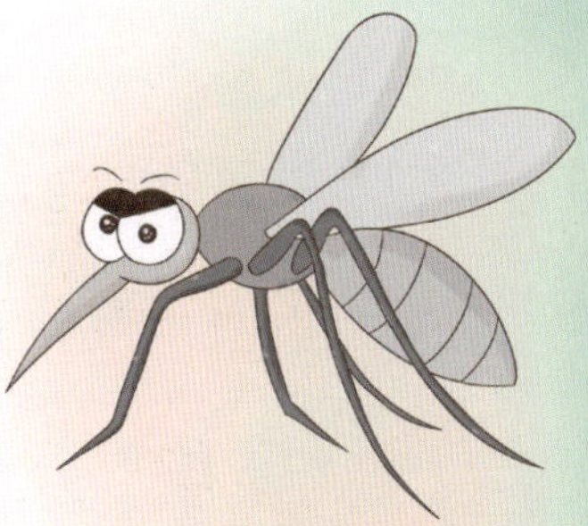

蚊虫叮咬

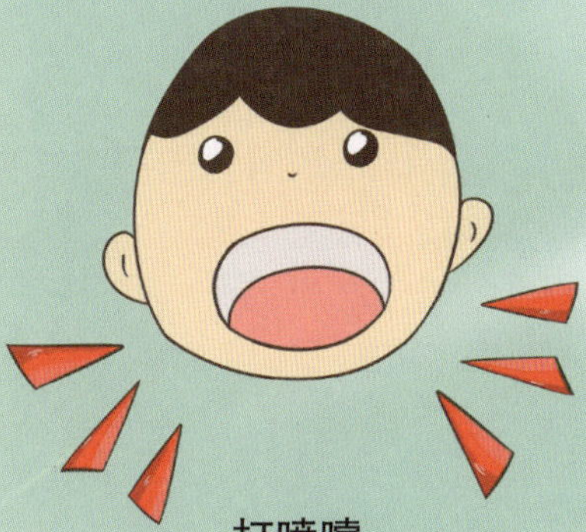

打喷嚏

蚊虫叮咬、打喷嚏不会传播艾滋病。

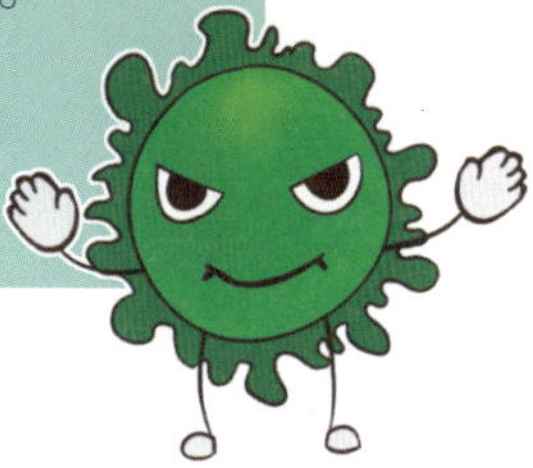

（六）如何提高“性趣”

提高“性趣”的方法很多，效果不尽相同，没有统一的标准。下面几种方法可以根据自己的具体情况试一试。

1. 注重穿着，保持对伴侣的吸引力

中老年男女都是要性又要爱的。对于女性而言，多半是必须先感受有“爱”，然后才能接纳对方去享受性。所以，女性的“性趣”强弱在很大程度上取决于女性对性伴侣的感受，如果双方情感淡漠了或觉得他没有吸引力了，女性当然不会有太大的“性趣”。如果感情仍很好，只是性生活变得单调乏味，那就应该给双方的亲密关系再注活力。

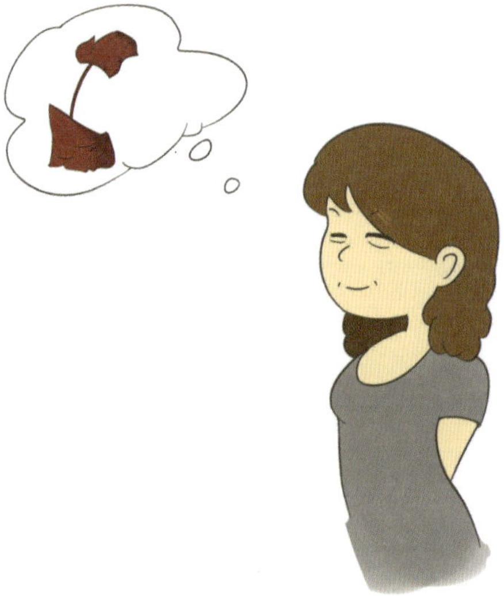

注重穿着，适当打扮，是吸引对方，提高“性趣”的好办法。有些中老年朋友认为没有什么社交，又是老夫老妻习惯了，没有必要再打扮，衣着宽松老旧，这样吸引对方的能力下降，“性趣”自然随着年龄的增长而下降。

2. 积极探索性爱乐趣

性爱是一件美好的事情，能给人带来欢愉的体验。这种欢愉的感觉来自两个方面，一种是肉体上的快感，一种是心理上的欢愉。对缺乏性美好体验的女性来说，多数由于男性在性爱时缺乏体贴甚至行为粗鲁而引起的。如果男性在性生活中我行我素，事前急不可耐，事后一睡了之，形成了一种模式，会使女方陷入深深的失望之中。因此，女性有必要告诉自己的性伴侣，你的敏感区在哪，你需要什么，双方积极探索性生活的乐趣，才能获得美好的体验，从而点燃自己的性欲望，提高自己的“性趣”。

3. 共同解决烦心事

中老年人常常在子女学习、自己的工作和人际交往等方面不如意，这些烦心事肯定会使人暂时失去“性趣”，这就需要夫妻共同商量解决。

还有一个普遍的现象就是，妇女绝经后性欲会发生改变，而且多数人会感觉性欲降低，这主要是因为激素水平下降，阴道干涩、萎缩等导致性生活疼痛不适。建议使用激素替代疗法，用最低的有效剂量来改善更年期症状。另外，临床上医生会用“伟嫂”（一种具有雌激素、孕激素、雄激素活性的药物）来改善女性性欲低下的问题。

4. 经常参加体育锻炼

体育锻炼增强了体质，就可以提高性功能，增加“性趣”。尤其是经常参加慢跑、骑自行车和步行，使下肢得到锻炼，而性功能的“兴衰”与腰部和腿部有密切的关系。

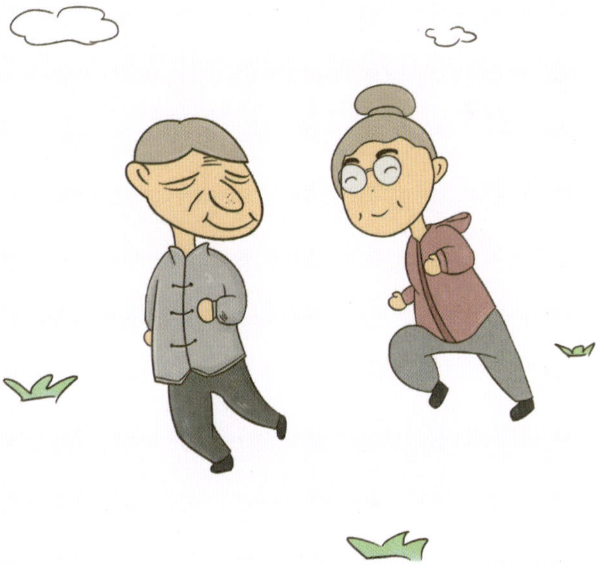

阴茎根部的骨盆肌被称为是男性的性交肌肉，其中耻骨尾骨肌起主要的作用。增强这些部位的肌肉功能，可以增加整个骨盆和阴茎的血液供应量，能促进勃起，增加性高潮时的快感，并能帮助男性控制射精。男性可以用排尿中断的办法找到自己的耻骨尾骨肌。一旦找到这些肌肉，可以有意识地加以锻炼，方法是假想正在阻止小便。一般每天锻炼2次，每次15下，逐日增加收缩的次数，直到每天1次能做50下。在此基础上，可以做一点变化。如在放松以前，收缩骨盆肌肉并保持3秒钟，这样坚持锻炼1个月，一般可以感受到对性爱的帮助。

5. 注重饮食

在古罗马时期，人们就发现鱼类是滋养性欲的理想食品，特别是鲨鱼肉，作为性爱的“催化剂”至今仍享有盛誉。科学研究证明，鱼肉含有丰富的磷，对于男女性功能保健十分重要，有“夫妻性和谐素”之说。现代医学研究表明，下列食物有助于提高“性趣”。

①蜂蜜。蜂蜜中含有生殖腺内分泌素，具有明显的活跃性腺的生物活性。因体弱、年龄大而性功能有所减退者，可坚持服用蜂蜜制品。

②果仁。性学专家发现，在某些经常吃番瓜子的民族中，极少有前列腺疾病发生，这是因为番瓜子中含有一种能影响男性激素产生的神秘物质。此外，小麦、芝麻、葵花子、核桃仁、杏仁、花生、松子仁等也对增强性功能有帮助。

③韭菜。韭菜又名起阳草、壮阳草、长生韭，是一种生长力旺盛的常见蔬菜。为肾虚阳痿、遗精梦泄的辅助食疗佳品，对男性阴茎勃起障碍、早泄等疾病有很好的疗效。

④大葱。大葱一直被人们看作是爱情和性欲的化身。大葱的营养十分丰富，能良性刺激性欲。研究表明，大葱中的酶及各种维他命可以保证人体激素分泌正常，从而壮阳补阴。

⑤鸡蛋。鸡蛋是性爱后恢复元气最好的“还原剂”。鸡蛋富含优质蛋白，它是性爱必不可少的一种营养物质。它可以强元气、消除性交后的疲劳感，而且在体内还可以转化为精氨酸，提高男性精子质量，增强精子活力。同时还能加快女方处女膜破裂后的愈合。

⑥巧克力。巧克力不仅仅是一种使人快乐的食物，营养学家认为，其所含的成分还能稳定神经并有助开放感官，让人们更期待两性之乐。在西方，自15世纪以来，巧克力就被视为激发性爱的营养食物，尤其是西班牙人，世代把它当作一种刺激性欲的药物。所以在做弥撒前，教堂内严禁食用巧克力。而它却是“情人节”能让情人们“性”福的最好礼物。

此外，凡富含维生素B_1、维生素B_2、维生素B_6的食物如豆类、谷类和乳酪，以及富含锌、镁、锰等矿物质的食物如牡蛎、坚果、菠菜、番木瓜等，都是能增强性功能的保健营养食品。辣椒、桑葚、蘑菇、黑麦饼、驴肉、狗肉等在这方面也不逊色。

艾滋病防治知识 16

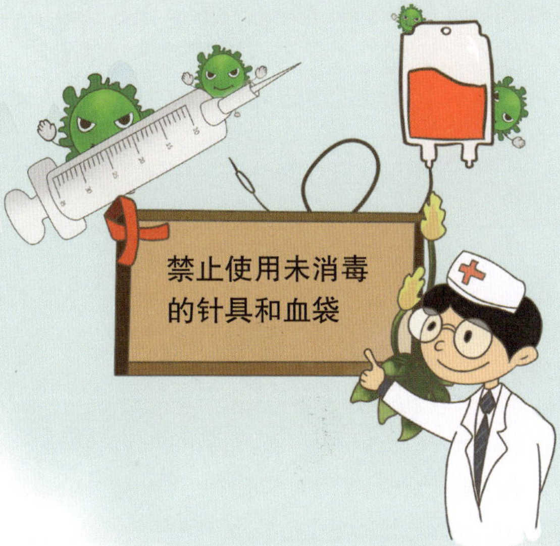

使用合格的一次性针具、严格消毒的医疗器械和严格检测的血液，可以避免感染艾滋病病毒。

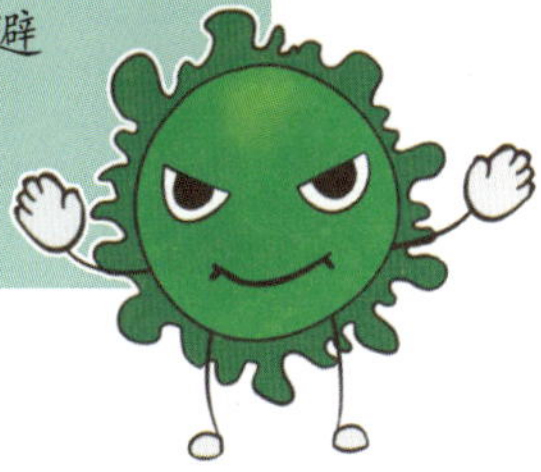

（七）中老年人性爱注意事项

1. 注意时间

一般人性爱多在晚上上床后进行，有利于体力的恢复。这个时间对中老年人就不合适。中老年人容易犯困，经过一天的活动，晚上再看电视，早就感到疲乏不堪，那里还有“性趣”？所以，中老年人性爱应该放在睡了一觉后进行，如午睡后或早晨起床之前进行。实际上，性爱应该没有固定的时间、地点（床），只要冲动来了，而且环境许可，可以随时进行。

2. 注意方式

①慢。动作不宜快、不宜猛，应和风细雨、柔和缓慢，要有充分的前戏，而不是尽快入戏，否则可能出现体力不支，半途而废。

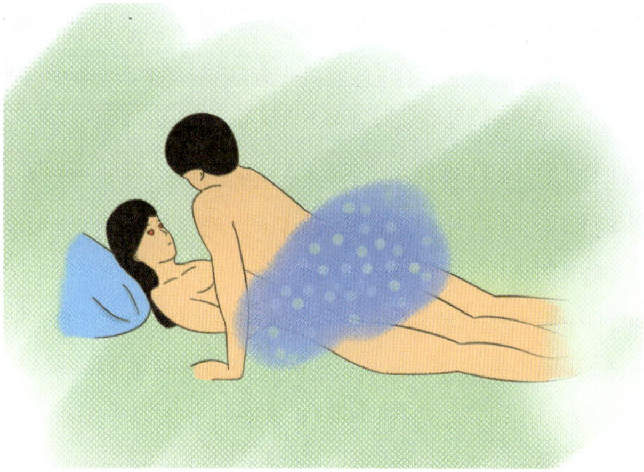

②侧。中老年性爱双方应该采取侧位，这样双方的支撑点都在床上，更安全、省力，而且这种体位双方性器官接触最完全，刺激强度最大。

③稳。应该控制自己的情绪，避免过度兴奋而诱发自己的基础疾病。

3. 注意卫生

有人性爱感受下降，就片面追求性刺激效果，采用口交、异常体位等，这是不卫生的。中老年人由于功能的衰退，机体抵抗力下降，更易受到感染。许多疾病都是性爱不注意卫生而引起的，因此，男女双方都要养成性爱前后洗涤外阴的习惯。女性由于生殖器的特点，比男性更易感染，因此女性在性爱后要特别注意性器官的清洁和卫生，清洗时要先洗尿道口和阴道口，然后是大阴唇外侧、阴阜、大腿根部内侧，最后清洗肛门。外阴部皮肤、黏膜比较柔嫩，性爱后易充血，清洗时动作要轻柔、细心，最好购买专门的洗洁液清洗。

4. 不要勉强性爱

千万不要勉强性爱。勉强性爱不只是损伤元气，还会导致对性爱的厌恶感，得不偿失。

下列情况应该不要进行性爱：

A. 刚洗完热水澡、远程旅游归来、过度疲劳、高度兴奋及过度哀痛；没有进行局部的清洁卫生；酗酒后。

B. 多种疾病急性期、重病期等，以及伤风发烧、心肌梗死的爆发期。

C. 高血压患者出现头痛、头昏时不宜过性生活，以免引起脑血管意外。

D. 患有某些疾病，应明确身体是否能够承受性生活的负担，并遵照专科医生的指导进行性生活，例如心脏病康复后。

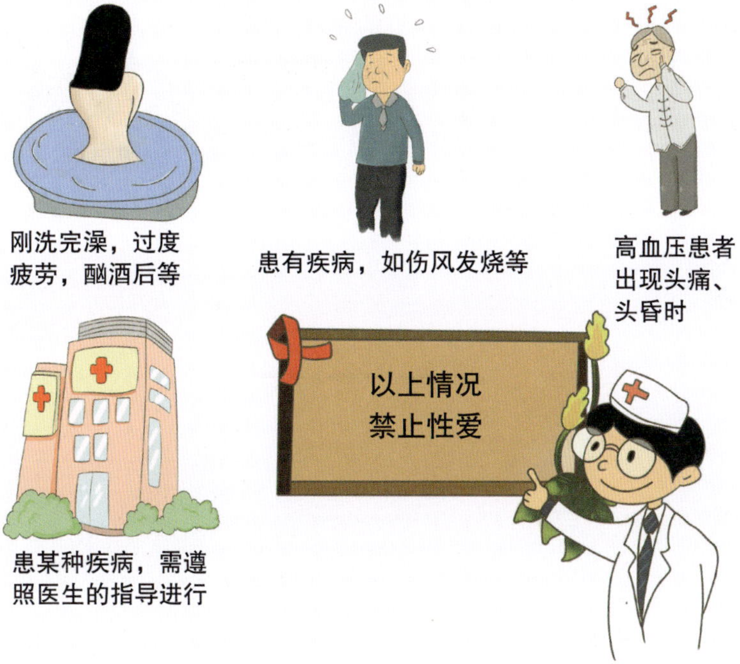

艾滋病防治知识 17

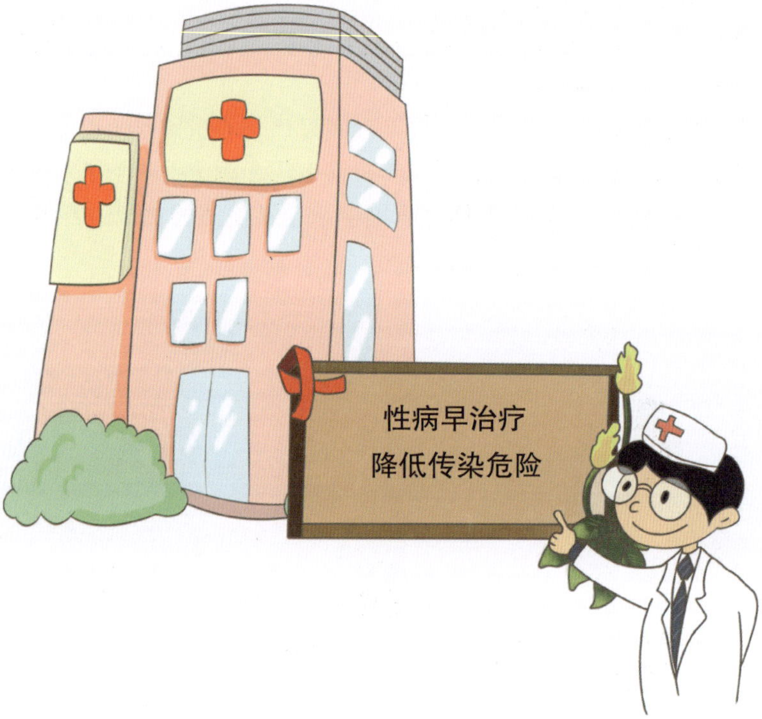

性病早治疗，可以降低传染艾滋病的风险。

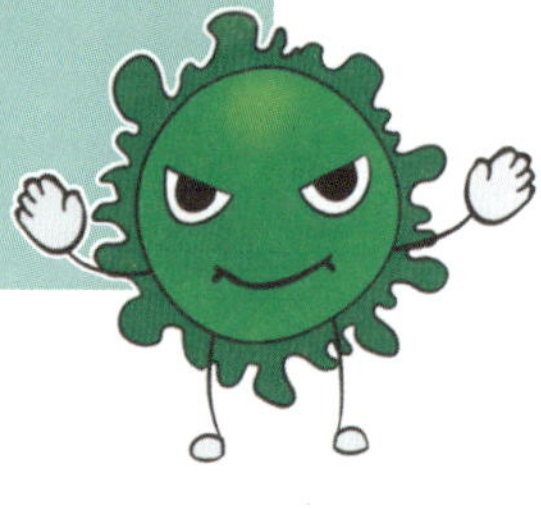

（八）恰当使用性爱器具

1. 性爱器具的历史

据有关资料记载，中国可能是世界上最早使用性爱器具的国家，从石器时代就出土过性器官模拟制品，这些可能是人们用于辅助、恢复或提高性功能的工具。近年来，由于现代医学的迅猛发展，性爱器具得到了普及。目前，性爱器具已从性治疗师及性医学研究机构“转移”到“成人商店”，走向市场，得到了普及。

2. 性爱器具的分类

①性医疗器具。如专门用来治疗阴茎勃起功能障碍的负压助勃器和专门用来治疗阴道痉挛的阴道扩张器等，属于治疗器具。

②性玩具。这类器具完全用于一般的增强性刺激、性快感，其名目繁多，不同国家、不同民族对其接受程度和选择也各不相同。

③多用途助性器。这类产品可以作为治疗性、代偿性应用，如充气女体和充气男体用于残疾人，替代性伴侣。使用这些助性器，是一种代偿性、带有医疗保健意义的人道措施。

3. 恰当使用性爱器具

人类可以借助眼镜、助听器来解决视力、听力的不足，为什么不能借助性爱器具来解决性爱方面的功能不足呢？可见，把一切用以提高性爱功能的器具看成是“淫具”而加以取缔、排斥是不对的。

性爱器具既可以在人们自身功能缺陷时或没有性伴侣时使用，也可以在正常夫妻之间作为一种辅助手段使用。当人们因为心理、生理等问题无法正常完成性爱时，不应当消极对待，完全可以借助药物或器具等完成性爱活动。比如男性阴茎不能勃起时，可以使用人造阴茎，给女方提供非生殖器接触的性刺激，使女方得到性满足。

当然，性爱器具也不是万能的，它代替不了人的情感和心理需求，所以建立美满的婚姻与和谐的性爱仍然是最重要的。

艾滋病防治知识 18

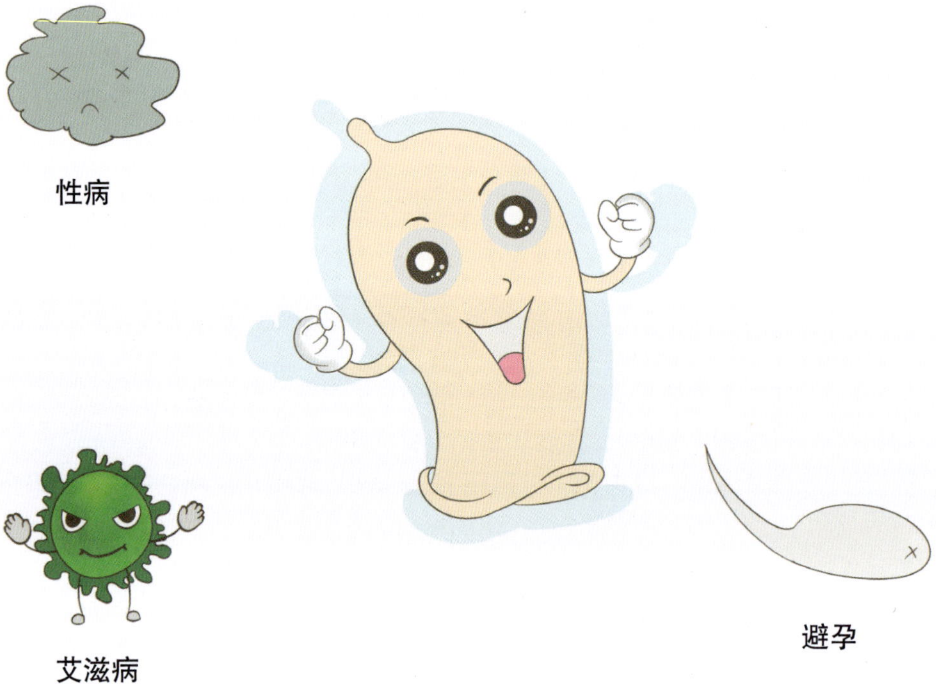

使用避孕套有讲究。坚持每次性生活都使用避孕套，既可以避孕，又可以避免感染性病、艾滋病。

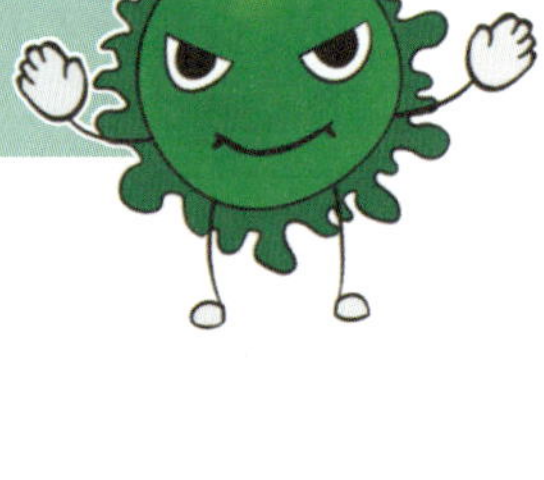

（九）性爱障碍的养生保健（1）：性交困难

问题一：最近我和老伴做爱时，她老是躲避，有时阴茎一碰到会阴部，她就叫喊，这是怎么回事？

可能障碍：阴道痉挛。

解决办法：

心理治疗，了解相关知识，消除恐惧。

购买并使用阴道扩张器，或在充分放松的情况下用两手指逐步扩张阴道。相当于脱敏治疗。

必要时到专科门诊，在医师指导下用表皮麻醉剂局部喷洒。

如有阴道炎症时，及时到医院进行治疗。

问题二：我已经65岁了，每次过性生活时，因为干涩而热辣辣的且很疼痛，所以很痛苦，每次都是能躲就躲。请问怎么能解决干涩问题?

可能障碍：阴道干涩。

解决办法：

性爱时“前戏”要充分，待阴道有分泌液后再插入阴茎。

阴茎先在阴道浅段活动，待充分润滑后再深入抽动。

购买市售凡士林或润滑液涂抹外阴。

雌激素也具有增进性兴趣和提高性满意程度的作用，可使妇女的性功能得到全面改善。

如有阴道炎症，及时到医院进行治疗。

问题三：我做爱后约1小时常常感到阴茎、会阴部、阴囊上方及下腹部疼痛，怎么办?

可能障碍：性交疼痛。

解决办法：

性交后如果阴茎肿胀充血明显，用冷毛巾湿敷。

可能患了前列腺增生，到男性专科就诊。

包皮过长，污垢刺激发炎，要手术割掉包皮。

生活起居：培养良好的生活习惯；防止过分疲惫，预防感冒，禁烟酒，忌辛辣刺激的膳食；少骑自行车；性生活既不要过频也不要节欲。

（十）性爱障碍的养生保健（2）：性交出血

问题一：我与女朋友亲热时，她已55岁了，而且我俩都是几年没有过性生活了。那一次，我俩都很激动，我一会儿就射精了，而她发现有少量出血，弄得彼此很尴尬。我们吃了一些消炎药，10天后才好。请问我们还能亲热吗？要注意些什么问题呢？

可能障碍：性交出血（生理因素）。

解决办法：

A. 男性对女性进行充分的爱抚等“前戏”准备工作，以激发女性兴奋。

B. 性爱时男性动作要轻柔，切忌粗暴，要试探性徐徐插入阴茎。

C. 性爱时外阴可适当涂油膏，以改善阴道的滑润和防止萎缩。

D. 平时可多吃些富含维生素B_2的食物，如奶类及其制品、动物肝肾、蛋黄、胡萝卜、香菇、紫菜、芹菜、橘子、柑、橙等。

E. 暂停性爱1~2周后仍可过性生活。

问题二：我与老伴许久没有同房了，昨天晚上同房了一次，感觉阴道里有些刺痛，还流出一些淡淡的血，会有什么问题？

可能障碍：性交出血（疾病因素）。

解决办法：

A. 在使用公共洗手间时，尽量避免使用坐厕；在外住宿时，尽量选择淋浴，避免盆浴。

B. 避免穿着紧身、透气性差的化纤内裤，这会引起会阴的温度和湿度增高。最好穿透气性好的全棉内裤。

C. 在日常起居生活中要注意生殖器的卫生，避免细菌的侵袭。

D. 阴道出血伴有疼痛的，可能女性患了阴道炎或男性患了尖锐湿疣，及时到正规医院就诊。

问题三：我已50岁了，性生活比较正常，但近期同房时发现经常阴道流血，颜色鲜红，有时量还比较多，没有疼痛，这有问题吗？

可能障碍：性交出血（宫颈疾病）。

解决办法：及时到正规医院检查治疗。宫颈糜烂、宫颈息肉、宫颈癌等宫颈疾病，在性爱时因受到冲击，易出血，特点是反复、量多、没有疼痛。宫颈糜烂、宫颈息肉有发展成宫颈癌的风险，要及时就医。

（十一）性爱障碍的养生保健（3）：性欲缺乏

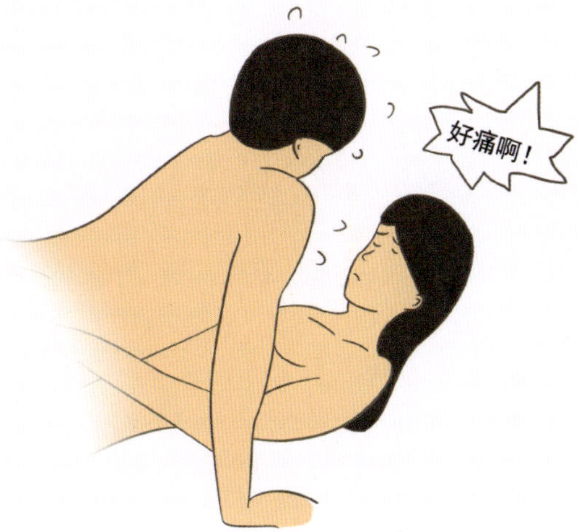

问题一：我和老公做爱时他总是很急躁，刚进入时我的阴道总是很干，不好进入，弄得我很痛，因此进入很长时间都没有什么感觉。有时做着做着它突然软下来，我用手或口都弄不硬，搞得我们很紧张，时间久了都觉得没什么意思，怎么办？

可能障碍：性欲缺乏。

解决办法：

A. 承认自己老了，性欲不如从前，不要回避，以免加重症状。

B. 性欲是一种本能，不会永远消失，可能过一阵子会恢复。

C. 可以到医院检查，看看自己有没有慢性病。

问题二：我最近老觉得累、疲倦，对性爱提不起“性趣”，怎么办？

可能障碍：性欲缺乏。

解决办法：

①把好“工作关”。一是注意把握工作节奏。在长时间连续工作中，适当插入几个5~10分钟的休止符，以避免紧张强度的增加。二是合理安排工作进度，尽可能做到不延长每个工作日的工作时间。三是以此作为自己的座右铭：

“把工作兴趣留在办公室里，把性的兴趣带回家。”

②把好“进口关”。一是不喝或少喝酒、咖啡和浓茶，以减少对大脑的兴奋刺激。二是慎用药品，尽量不用镇痛、治失眠和抗抑郁一类的药品，以免这些药品干扰神经中枢的活动和性兴奋。

③搞好“自强运动”。一是工作一段时间就做做深呼吸，缓解紧张焦虑的情绪。二是学会幽默和自嘲，放些舒缓的音乐，泡热水浴等。三是每天给自己半小时的冥想时间，缓解因工作压力带来的神经紧张。四是安排休假时间或坚持运动。

问题三：听说长期吃一些药会导致“性趣”降低？都有哪些药？

①心脏药。地高辛、普萘洛尔对性功能的影响主要是减弱性功能或诱发阳痿。β-受体阻滞剂几乎都有此作用，但强弱有别。如必须服用时，可选用影响较小的美托洛尔制剂（如倍他乐克）或卡维地洛制剂（如达利全、络德、金络等）。

②抗抑郁药。阿米替林、丙咪嗪、多塞平等，这类药物能抑制阴茎海绵体的充血消退、延缓和推迟，因此有人用这种药治疗早泄。但长期大量服用能使血管普遍收缩，阴茎勃起无力，会导致性欲降低。

③利尿药。螺内酯（安体舒通）、氢氯噻嗪（双氢克尿噻）有抗雄性激素的作用，可使22%的男性出现性欲降低或阳痿；女性可发生月经不调、闭经，甚至停止排卵。

④抗胃肠痉挛药。阿托品、山莨菪碱（654-2）、溴丙胺太林（普鲁本辛）等长期大量服用时，能降低平滑肌紧张度，使男性勃起不良，女性阴蒂及其延伸物不能充血，导致性欲降低，甚至出现性压抑。

⑤抗组胺药。这类药是治疗过敏性及瘙痒性皮肤疾患应用最多的药物，包括马来酸氯苯那敏（扑尔敏）、异丙嗪（非那根）等。马来酸氯苯那敏抗过敏作用较强，常用于过敏性鼻炎、花粉症、神经性皮炎等的治疗。异丙嗪（非那根）除抗过敏外，还可用于晕车、晕船及功能性呕吐等患者。长期服用该类药物时，均可诱发男女性功能降低。

⑥降压药。前些年利血平的应用很广，目前已很少用，多是添加于抗高血压的复方制剂中。其主要缺点是增加中枢抑制、影响性功能，即使服用的剂量较小，也会使性欲降低或者发生阳痿，严重者甚至不能射精。临床上降压药诱发性功能障碍的现象相对较多，高血压患者在服药后，若发现此类问题需及时请医生

更换药物。用药前需仔细阅读说明书，特别是原有性功能障碍及性欲低下者容易加重，用药应慎重。

⑦镇静催眠药。苯巴比妥（鲁米那）、甲丙酯（安宁、眠尔通）、异戊巴比妥（阿米妥）、司可巴比妥（速可眠）等，如果长期使用这类药物，会使性欲降低、阳痿或性高潮丧失。

⑧抗精神病药。这类药几乎都有“扫性”作用，可抑制阴茎海绵体充血和排精过程，诱发阳痿、射精困难。

（十二）性爱障碍的养生保健（4）：勃起功能障碍

问题一：我今天中午做爱，刚开始没有硬起来，好不容易硬起来，但准备进入时又有点软了，我就按摩了几下，等有点硬了，用手扶着，然后进入做了。这是阳痿吗？我很沮丧，我应该怎么办呀？

可能障碍：勃起功能障碍。

解决办法：

A. 勃起功能障碍（ED）轻度者性能力基本正常，受到异性性刺激后能较快勃起，手淫可引起勃起，房事时阴茎能勃起但时间不够，或者需用手帮助才能插入阴道。阴茎勃起但不坚，性爱频率减少。重度者性欲消失，无论刺激性敏感区或接受异性性刺激，还是手淫，阴茎都没有勃起反应。性行为时阴茎不能勃起，

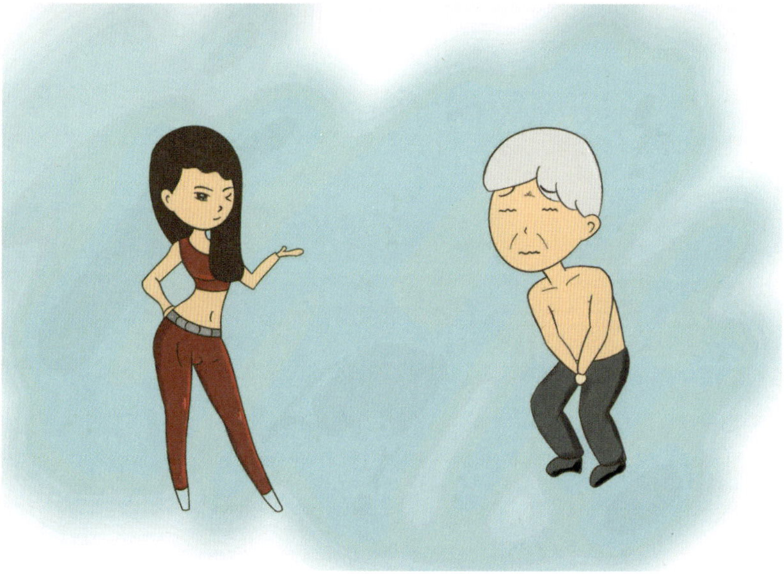

无法进入阴道，阴茎无勃起角度和硬度，性生活基本无法进行。

B. 勃起功能障碍（ED）很常见。北京、重庆、广州共2 226例20~86岁男性接受了一次ED发生率的调查，结果发现ED的发生率为26.1%，其中40岁以上的达到40.1%。另外，上海的一项调查发现：1 582例40 岁以上的男性，各年龄组ED发生率达到32.8%~86.3%。

C. 导致勃起功能障碍发生的精神和心理因素有很多，由于每个人所处的环境、经历、心理状态及性格特点不同，对同样的精神与社会心理因素反应也不相同。

D. 正常的性生活可以调节人的精神状态。首先要解除顾虑，然后去医院做勃起功能障碍的心理治疗，这对该病有很大的帮助。

问题二：为什么是我得了阳痿?

研究发现，有三类人易患勃起功能障碍。

类型一：老上夜班，成宿不睡觉的人

专家建议：这类人要按自然规律调整作息时间。一位夜班司机晚上常常熬夜，白天还得不到充分休息，生活一点规律都没有，结果30岁刚出头就没有了性欲，勃起很困难。除了夜班司机外，车工、钳工讲究“人休机器不休”，也常常熬夜；软件开发人员喜欢晚间工作，也是经常上夜班。专家说，这些经常熬夜工作的男人最容易患阳痿。

原来，晚间尤其是23点到凌晨1点是大自然阳气从渐弱到渐强的关键时期。男性只有在夜间充分休息，才能够补充阳气。阳气足，功能才会强。而长期熬夜会让阴阳失衡、阳气受损。因此，每一位爱护身体的男性朋友最好都遵循自然规律，按时睡觉，最好夜间23点前入睡，天亮就起床。

类型二：天天有“局儿”，顿顿喝酒的人

专家建议：这类人要努力戒酒，及时医治前列腺炎。专家门诊里另外一群“常客”就是爱喝酒的人，他们往往在40岁以上，应酬频繁，有的甚至“天天有局儿”。有的人跟专家诉苦：“大夫我不瞒你说，我小便速度太慢，以至于下了酒桌我都不敢和别人站在一排小便！往往人家都上车走了，我还在一边‘酝酿情绪’呢，越着急越尿不出，你说遭罪不遭罪？”

由于酒能使前列腺充血，经常喝酒的男性最容易患前列腺炎。前列腺炎（增生）又会挤压尿道，这就形成了尿不尽等症状。而且前列腺炎本身也容易造成阳痿。因此，应酬太多、经常喝酒的男人面临阳痿和前列腺炎的双重威胁，必须从现在开始努力戒酒。如果小便吃力就尽快到医院筛查前列腺炎，防止病情进

一步加重。

类型三：睁开眼就犯愁，常常抽烟“解闷儿”的人

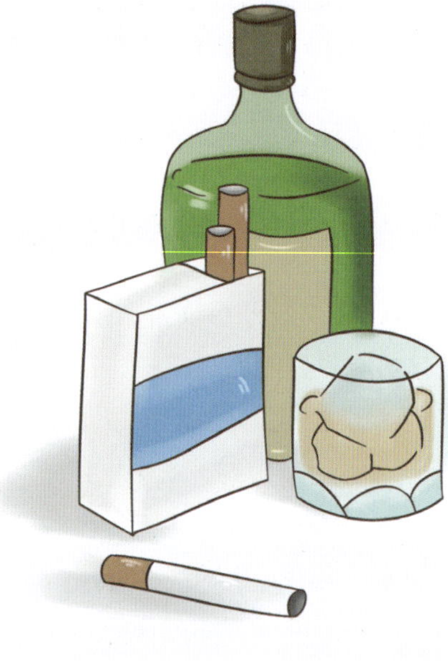

专家建议：努力戒烟，用中药疏肝解郁，慎用抗抑郁药。专家曾接待过一位50多岁的男性患者，发现其舌苔发黑，而患者又没吃什么带颜色的东西。追问病史，原来患者在单位跟领导过不去，在家里跟爱人过不去，“早上拉开窗帘，想想自己的境遇就犯愁”，一犯愁就抽烟，一抽烟就刹不住闸。这位患者一天能抽两包香烟。

专家表示，国际医学界已经公认，香烟中的尼古丁能破坏精子质量，并造成阳痿，其对男性性功能的损害甚于过量饮酒，而情绪抑郁也是阳痿的诱发因素。所以那些常常抽烟“解闷儿”的男人要当心自己的性功能。

专家建议，抽烟的男性应该马上戒烟，长期心情不好的人可在医生的指导下用疏肝解郁的中药调理，同时慎用抗抑郁药物。因为大部分抗抑郁药物都可能引起阳痿。

问题三：有人说运动能治阳痿，是吗?

有专家选取了近600位男性为研究对象，耗时9年。这600位研究对象起初均无性功能障碍。然后追踪这些人的生活状态，并把焦点放在一些传统上被认为与阳痿有关的因素，如吸烟、酗酒、不运动及体重过重等。结果发现有运动习惯的男性患阳痿的概率较低。

可见，对于男士而言，运动更有一个妙不可言的好处：可以增强性能力。

运动可以避免心血管疾病及阳痿，其实是基于同样的原理——这和是否有足够的血液流向需要的器官有关，而运动可使血管保持畅通。事实上，阳痿可以被视为是心血管疾病早期的警示信号，因为当体内血液无法畅通时，阴茎勃起状态上的反应更为明显。

很多男性步入中年之后，工作与家庭均很稳定，易沉溺于安逸之中，渐渐地就丧失了运动的兴趣；或是以为只有那些出现了头痛脑热、腰酸腿疼等毛病的人才需要运动，却不知常运动与性能力的强弱有紧密关联。

经常运动不仅可以降低患阳痿的概率，还有助于“壮阳”。如打球、散步、游泳、健身等都是不错的运动，唯一“有错”的运动是骑自行车，这反而会增加患阳痿的概率。

问题四：我因为身体肥胖出现了高血压、冠心病、糖尿病、高脂血症、肥胖症，为了身体健康我决定吃素食，而且一吃就是5年。最近我阳痿了，这和吃素有关吗？

营养均衡才能健康。专家提示：维持人体健康的六大营养素为蛋白质、脂肪、糖类、维生素、矿物质、纤维素，这些对身体都很重要，缺一不可。动物脂肪能使身体的性激素分泌增加，而素食者的饮食多为性抑制食物，长期食用会使性欲减退。例如精制糖和加工过的奶制品丧失了很多营养物质，长时间食用会导致性功能或生殖功能失调。

专家认为，男子在饮食上应该注意几个方面的进补：

①动物内脏。动物内脏中含有较多的胆固醇，而胆固醇是合成激素的主要成分，肾上腺素和性激素能促进精原细胞的分裂和成熟。

②含锌的食物。锌含量丰富的食物主要是牡蛎、牛肉、肝、谷类、豆类、蔬菜等。

③含精氨酸的食物。如鱼类、冻豆腐、紫菜、豌豆等。

④含钙的食物。如虾皮、咸蛋、乳制品等。

⑤富含维生素的食物。各种蔬菜和水果。

必须注意的是，动物内脏不能多吃，否则会导致高血压、冠心病、糖尿病、高脂血症、肥胖症等疾病的发生。所以，在饮食方面必须注意食物的合理搭配，确保营养均衡，既不能营养不良，也不要营养过剩。

问题五：听人介绍“动物鞭”能治阳痿，确切吗？

中国的传统观点中“以形补形”的说法在民间流传很广，很多中老年男性一旦遭遇肾虚阳痿问题，往往就在家里自制“动物鞭药酒”，然后每天小酌两杯，坚信通过这一食疗能“重振雄风”，既可避免西药的副作用，又可避免去医院时面对医生盘问的尴尬。

中医认为吃“动物鞭”不能补肾，但确实有壮阳的功效。不过要想“以形补形”，吃“动物鞭”时一定要连动物的睾丸一起吃，因为睾丸中的睾酮有一定的壮阳功效。

问题六：我可以吃壮阳中药吗?

谈起肾虚，“他好我也好”这句广告词依然能让很多人会心一笑。是不是出现阳痿后，就应吃壮阳药呢？吃了壮阳药，男性看起来好像生龙活虎的样子，其实这只是表象，肾虚根本没治好。服用“壮阳药”的人往往会出现“有爆发力没耐力”的肾虚典型症状。肾虚的男性，本身体内还有一部分气血，可使人慢慢恢复，但经过药物等外界的刺激后，逼着肾气往外释放，严重的甚至可以说是在“透支生命”。所以，壮阳药只能在短时间内暂时缓解男性阳痿性功能障碍的问题，不能从根本上解决，而且壮阳药多含化学成分，长期服用会有副作用，还会让人产生依赖性。

真正的补肾药是要将“肾气”收藏到一定程度，才让人产生欲望，这也更符合养生的哲理。金匮肾气丸、六味地黄丸等都是补肾的好药，这些药对于突然肾虚的青年人来说，可迅速恢复肾气，但是像中老年人属肾气慢慢亏损的类型，则不宜长期服用。

中老年人肾虚一般要先调脾，不能一开始就补肾。因为中老年人往往脾路不通，所以要先治脾，让脾循环起来，之后再靠饮食、运动和休息来补肾。最好的调脾方式是科学的饮食和运动。

艾滋病防治知识 19

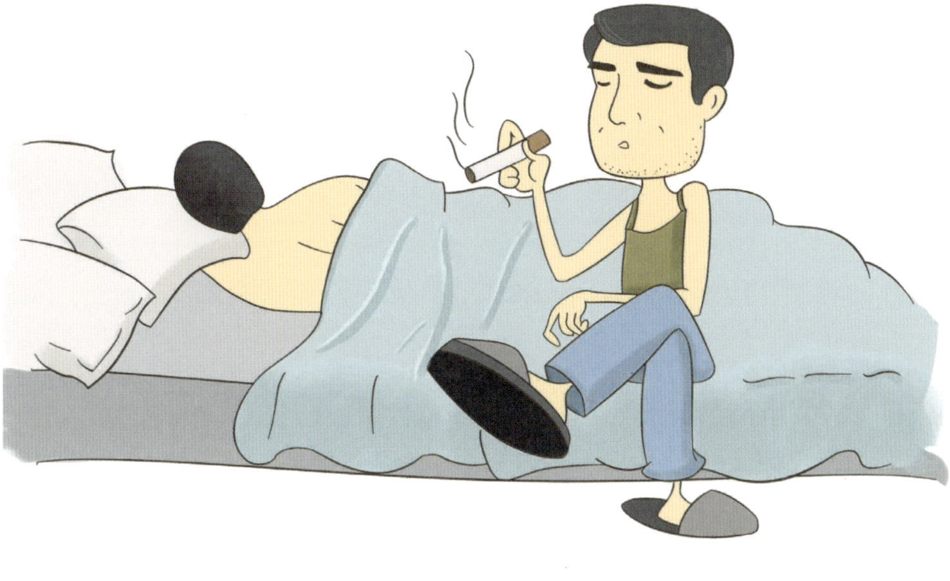

男性同性恋者发生性行为，一定要选用质量合格、大小合适、厚膜的避孕套。

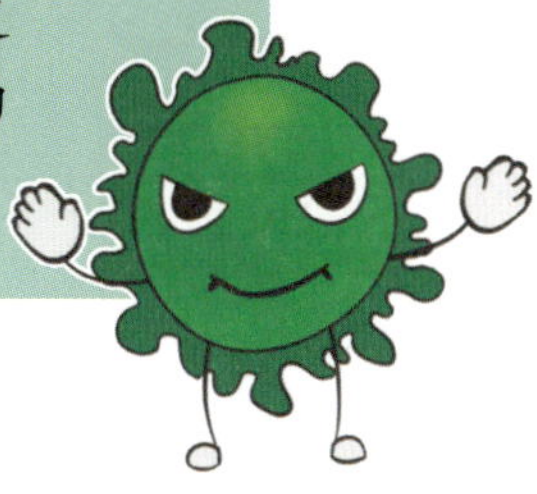

（十三）性爱障碍的养生保健（5）：早泄

问题一：现在我和老公性爱每次都不能如意，我还没有到高潮，甚至阴道都还没有什么水，他就射精了，每次他都忍不了，不到10秒钟，插入抽出这么几下就泄了，我该怎么办呢？他这种症状是什么情况呢？

早泄是指过早射精。其实这个时间定义很难下，性爱时射精时间的长短，个体差异很大，即使同一个人，每次射精时间亦不尽相同。有人将射精时间的长短用以衡量早泄是不恰当的，必须考虑年龄、体质、健康状况、性生活经验、性交次数和女性性欲及情欲高潮出现快慢等个体的差异性，所以很难制定一个具体的射精时间标准。据调查，性爱时正常男子射精时间一般在1~3分钟之内，有的人则在20~30分钟之内，个别可达 50~60分钟。至于1分钟以内射精者，亦要视这时男女双方是否能得到满足。如果双方配合默契，尽量在女方已充分激动的情况下进行性爱，射精后双方都感到满足，则不应视为早泄。因此，有人提出阴茎进入阴道后不到1分钟，或阴茎在阴道内抽动不足15次即射精者，亦称为早泄。对这种意见目前尚有争论。

问题二：他的早泄可以预防吗？

怎么预防早泄？夫妻生活中有8个方法供参考。

①戴双层避孕套。戴双层避孕套，可降低阴茎的敏感性，延长射精时间。

②性爱前做足爱抚。做足性爱前的爱抚、吮吻，使女方先进入兴奋期乃至平台期，则较易满足女方性要求。

③性爱时分散注意力。男方分散对性交的注意力，比如目光离开女方，将阴茎感觉转移到思考其他问题，甚至数数，都将有助于延缓射精。

④夫妻间加强交流。加强夫妻思想和感情的交流，消除隔阂与误会，妻子对丈夫早泄予以谅解并积极配合治疗，将有助于克服不良心理。

⑤降低阴茎抽动频率。降低阴茎抽动的幅度和速度，减少对阴茎的性刺

激，同时女方主动迎合，尽快达到性高潮，以求双方满意。

⑥射精1小时后再性交。如有可能，射精后1小时后进行第二次性交，可明显延缓射精时间，但男方阴茎会有胀痛感。

⑦采取女上位法。在接受行为治疗后采取女上位性交法一段时间，可以缓解丈夫的紧张度，并增加对阴道刺激的适应性。

⑧改变性爱时间。人们一般将性生活安排在晚上，但如果改在睡醒后做爱，身体疲劳已解除，精力旺盛，再嚼片香口胶调调情，相信性爱质量会有所提高。

问题三：有同事教在龟头上涂牙膏，说是可以治早泄，靠谱吗？

在龟头上涂牙膏治早泄并不靠谱，它属于麻痹龟头的疗法。不靠谱的疗法还有：

①麻痹龟头治早泄。不少男性遭遇早泄后都有做过在龟头喷涂麻痹药物，以减少敏感程度来延长性生活的时间。殊不知药物被龟头吸收后，有可能导致龟头麻木、龟头炎、龟头癌等。

②吃壮阳药治早泄。壮阳药只有阳亢兴奋的催情作用，绝无滋水制火、收摄精关的固本功能。服得越多，虚火越旺，肾水越少，肾水少更不足以制虚火，更不能固摄精关，以致龟头稍有刺激，更易射精，对身体无益。

③意念控制射精。此法表面上看延长了性爱时间，然而不但对治疗早泄无任何帮助，反而使膨胀不泄的精液时时压迫前列腺。如果频繁使用此法，很容易导致前列腺疾病。

问题四：有人说“冰火两重天”能治早泄？对不对？

早泄是最为常见的男性性功能障碍疾病，由于发病率较高，所以治疗方法也是“百家争鸣”。“冰火两重天”对早泄有一定的疗效，是一种古老的疗法。其实洗澡就是一个很不错的缓解早泄的方法，既不会浪费很多时间，又可以享受洗澡带来的轻松。由于洗澡时往往是人的身心最放松的时候，所以利用这个时机，适当地采用冷热水交替沐浴，或者对生殖器和腹股沟进行温水淋浴，有助于预防和缓解早泄。

冷热水交替浴是增强男子性功能的锻炼法，其具体方法如下：

第一，先在浴盆内用温水浸泡身体，待身体充分温热后再出浴盆。

第二，将阴部施以冷水3分钟左右，待阴茎、阴囊收缩后再进入温水的浴盆，如此反复3~5次即可。

第三，利用莲蓬头将温水淋至阴茎根部四周，对于恢复睾丸的能量也有很好的效果。

交替使用冷热水冲淋，在温度适宜的情况下，能够提高皮肤新陈代谢，增强血管弹性。一般来说，阴茎的勃起会使支持生殖器的韧带和神经相当疲劳，且勃起时间越长就越疲惫。而用温水刺激则能加快血液循环，让睾丸和生殖器“生龙活虎”起来。

另外，对于男性来说，生殖器和腹股沟是重点清洁部位。因为大腿根内侧的腹股沟是向睾丸输送血液和神经的“交通要道”，对男人的性功能至关重要。在淋浴时用温水刺激腹股沟，并用两个手指从上向下抚摩腹股沟，对增强性功能也很有益处。对阴茎包皮过长或者包茎的人来说，更应如此。由于生殖器对外界刺激敏感，沐浴液或肥皂容易伤害生殖器附近的皮肤，对身体反而不好，因此最好只用清水冲洗。

问题五：早泄的男性饮食上应该注意什么？

①早泄的男性应选择的主食：如粳米、小米、高粱米、玉米面、黑豆、芡实、薏苡仁等。糯米含有蛋白质、脂肪、糖类、钙、磷、铁、维生素B及淀粉等，是一种温和的滋补品，为温补强壮品，对早泄有很好的治疗作用，可提高性能力。

②早泄应选择的水果：如桑葚、草莓、大枣、黑枣等。草莓富含氨基酸、果糖、蔗糖、葡萄糖、柠檬酸、苹果酸、果胶、胡萝卜素、维生素B_1、维生素B_2、烟酸及矿物质钙、镁、磷、铁等，这些营养素对生长发育有很好的促进作用，能够很好地抑制早泄。

③早泄应选择的蔬菜：如白扁豆、山药、韭菜、洋葱、芹菜、莴苣、葱、香菇等。山药含有多种营养素，有强健机体、滋肾益精的作用，凡肾亏遗精、妇女白带多、小便频数者，皆可服之。

④早泄应选择的肉、蛋、奶类：如羊肉、狗肉、动物肾脏、鱼子、牡蛎、甲鱼、蛤蜊、鸽蛋、牛奶等。中国古代医学认为，羊肉是助元阳、补精血、疗肺虚、益劳损、暖中胃之佳品，是一种优良的温补强壮剂，能有效地治疗早泄。

早泄的男性要注意饮食，多吃温和壮阳的食物，有助于提高性能力，摆脱早泄的困扰，获得“性”福。

艾滋病防治知识 20

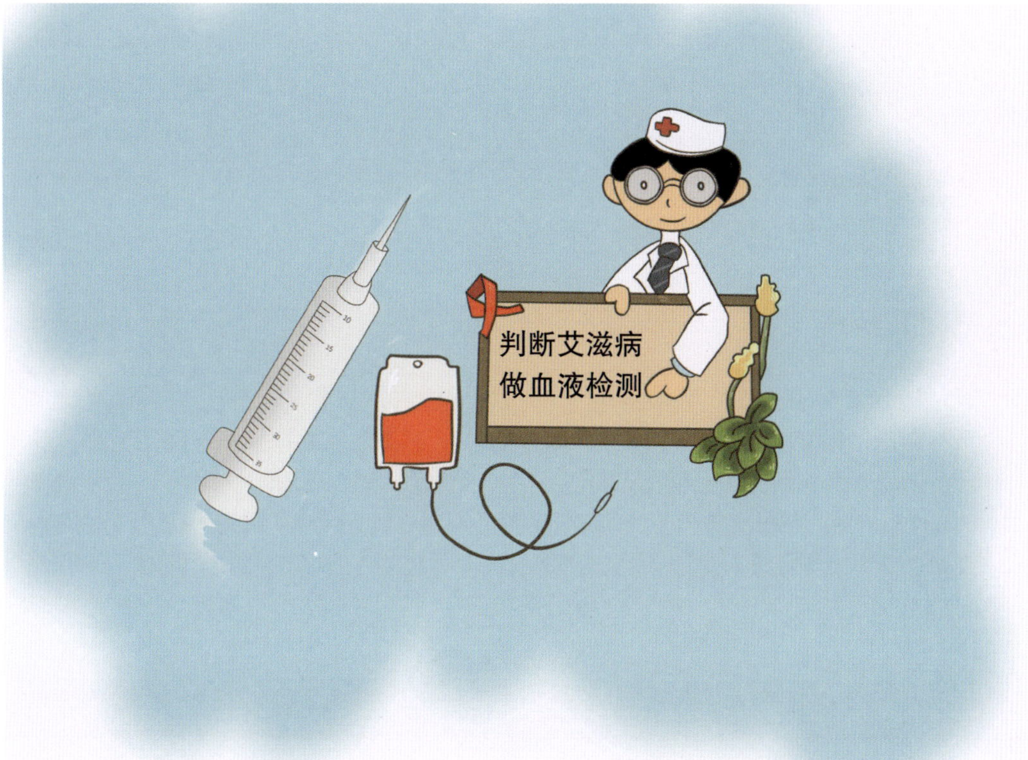

单纯从一个人的外表无法判断是否感染了艾滋病，要采血做检测。

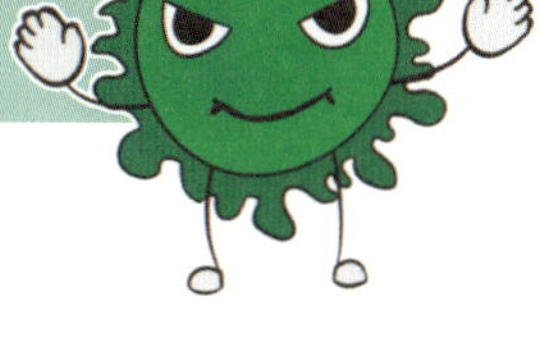

（十四）性爱障碍的养生保健（6）：性欲亢进

问题一：我先生性欲非常强，哪怕我来月经也缠住要性爱，我就是拒绝，他也强行过性生活，搞得我很苦恼，他这是病吗？

性爱次数没有统一的标准，是夫妻双方都有欲望和要求的情况下很自然地发生的，其过程也应该是双方共同享受的。但是假如一方总是毫无节制地一味要求，则很可能招致另一方的反感，甚至是厌恶，让对方产生恐惧心理，进而会危及夫妻双方的感情。

说到性交障碍，大多数男性只是简单地把它定义为阳痿和早泄，如果性欲强烈则是身体健康、性能力强的表现。其实，性欲的亢奋是一种疾病，也是一种性交障碍。有些严重性欲亢奋的人，可达到见异思交、不避亲疏、不知羞耻和不择对象、时间、地点的地步，并对握手、接吻、拥抱、触摸也能产生强烈的性欲，这就是性欲亢进。中医称之为“花癫”“花痴”“花心风”“淫威”，西医称之为“性成瘾”。性成瘾与药物成瘾相似，这种性成瘾状态支配他们的意识、思维和生活，导致出现每天的性成瘾活动，他们性欲亢进的程度，呈现出一种强迫性的要求，不考虑任何条件和环境，去寻找性接触。高亢的性欲使其不能正常生活，并影响到个人身心健康以及人际关系。

问题二：我老婆这段时间性欲特别强，以前她不是这样的，在性生活中总是表现得很被动，现在却几乎每天晚上都缠着我，有时一晚一次还不行。并且最近她脾气还特别不好，总是很烦躁。我现在已经吃不消了，筋疲力尽不说，而且精神负担太重。我感觉老婆太淫荡了。

女子性欲亢进是指女子性欲要求强烈，性交虽有快感高潮，但难以满足，性交后阴部胀滞不衰，仍继续有强烈的性交愿望。患者平时情绪容易冲动，小便色深黄，口干口苦，烦躁不安，白带黏稠透明、量多，舌质红，苔薄黄，日久会兼有腰膝酸软、头晕耳鸣、手足心烫等症。中医认为实证是由肝经湿热引起，虚证是肾阴亏虚、相火（欲火）上亢造成。

女性性欲亢进不是“淫荡”，而是病。常见的如甲状腺疾病，甲状腺功能亢进特别是轻度亢进时，有10%~20%的患者会出现性欲亢进。而性腺、垂体发生病变时，可导致促性腺激素过量释放，引起促性腺激素增加，或因垂体病变，垂体前叶促性腺激素分泌过量、性激素分泌增加，出现性欲亢进。妇科炎症刺激阴蒂也会引起性欲亢进，而更年期妇女卵巢雌激素分泌减少后，脑垂体促性腺激素反馈性地分泌过多，也会引起性欲亢进。

女性性欲亢进要及早诊治。如果是器质性原因，可针对性治疗；如果是功能性或心理性原因，则要住院或到门诊接受心理治疗。不管什么原因，丈夫要同情和体贴妻子，不能争吵或挖苦对方，同时患者要有意控制自己，必要时与丈夫分居一段时间，以减少性刺激。

问题三：我老公都55岁了，还会得性欲亢进吗？

55岁以后的男性几乎都有程度不同的前列腺肥大，在前列腺肥大开始阶段，患者可出现与年龄不相符的性欲增强，或者一贯性欲正常，却突然变得强烈起来。这是由于前列腺组织增生，使前列腺功能紊乱，反馈性引起睾丸功能一时性增强所致。

性欲状态与人体内的性激素水平亦有关。强迫性性欲亢进由性成瘾引起。而不良环境、反复强烈的性刺激，使性意志薄弱者沉湎于色情，是造成性成瘾的原因。如能把性刺激环境约束在一个有限的范围内，则有利于防范性欲亢进。

一些中老年人若出现伴有性高潮的性梦，以及突然出现强烈的性兴奋，往往是某种隐性疾病的警示信号，须加以警惕。

问题四：哪些疾病易引起性欲亢进？

脑病变特别是影响到大脑或下丘脑部性中枢部位的病变，如脑下垂体和性腺的病变可导致促性腺激素释放激素过量，引起促性腺激素增加，或因垂体病变，垂体前叶促性腺激素分泌过量，都可出现性欲亢进。

甲亢早期可能出现性欲亢进。甲亢病因很多，病理呈弥漫性、结节性或混合性甲状腺肿及多种脏器和组织内甲亢引起病变，包括甲状腺激素过多，作用于全身各脏器所发生的一系列病理生理变化，临床以高代谢症群、神经心血管系等兴奋亢进，一般有10%~20%的患者有性欲亢进的表现，特别是轻度甲亢患者。

精神分裂症可导致性欲减退，但也可能在早期特别是患上偏执性精神分裂症的患者出现对性兴奋抑制能力下降而导致性欲亢进。这些患者表现出性交、手淫次数增加，对异性表现出极大的兴趣，并常有言语下流、纠缠异性不休的行为。

问题五：性欲亢进患者饮食上应注意什么？

性欲亢进的患者不宜吃的食物：

①辛辣刺激食物。辣椒、胡椒、生姜、大蒜、芥末、咖喱、辛辣调味品、浓茶、咖啡、醇酒等食物，能助阳生火，性欲亢进患者如服食，助阳更甚，会加剧病情恶化。

②肥厚食物。烤羊肉、烧鸡、烤鸭、油炸排骨等肥厚之品，能助长湿热，使病情加剧。

③兴奋刺激食物。酒、茶、咖啡等为兴奋刺激之品，而性欲亢进患者的神经系统亢进，不能再外加兴奋之物加以刺激。

④温肾壮阳食物。温肾壮阳之品能助阳，使性欲增强。性欲亢进患者食用这些食物后无疑是火上浇油，应禁食。

⑤燥热动火食物。韭菜、榨菜、雪里蕻、芫荽、羊肉、狗肉等燥热动火的食物，对性欲亢进患者犹如火上浇油，对病情不利。

⑥刺激性食物。含有酒精的各种饮料，以及含挥发油、辣素、草酸多的蔬菜如韭菜、菠菜、蒜苗、洋葱等刺激性食物，性欲亢进患者服食后对病情不利。

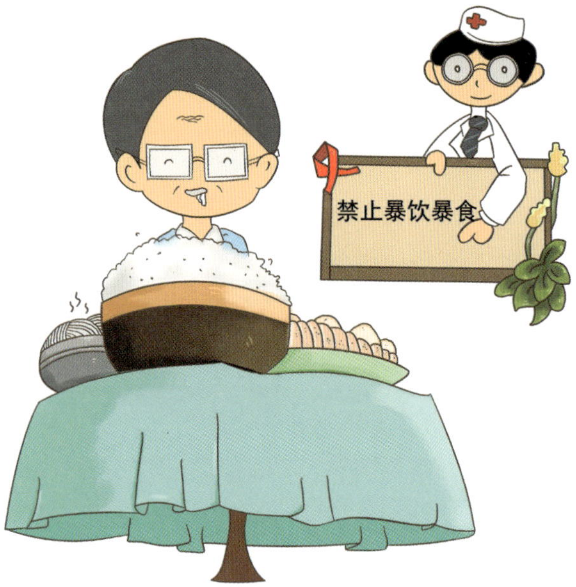

艾滋病防治知识 21

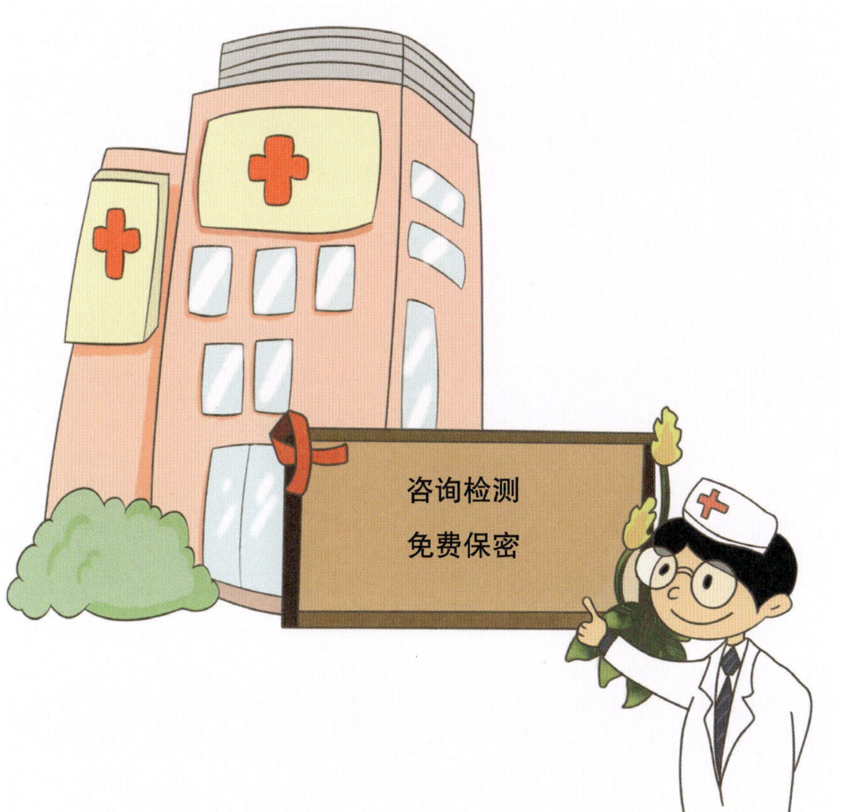

艾滋病咨询检测免费又保密。参与咨询检测，及时了解健康状况，早发现、早管理、早治疗。

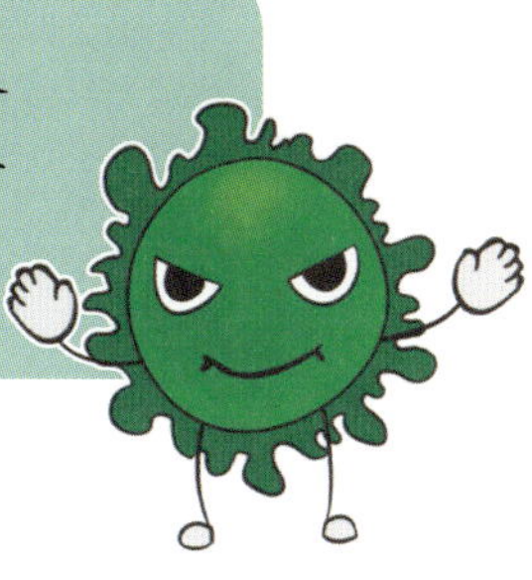

（十五）助“性”食物药物的应用

1. 能助“性”的食物

①麦芽油。维生素E被认为是一种性维生素，食物来源有麦芽油、坚果、小麦、小米和芦笋等。严重缺乏维生素E会导致阴茎退化和萎缩，性激素分泌减少并丧失生殖能力。常吃富含维生素E的食物能预防并改善这种状况。

②海产品。鱼、虾、贝壳类、海藻类食物。在古罗马时期人们就发现，海产品是滋养性欲的理想食品，特别是鲨鱼肉，其作为性爱的“催化剂”至今仍享有盛誉。科学研究证明，海产品含有丰富的磷和锌等，对于男女性功能保健十分重要，有“夫妻性和谐素”之说。一般而言，凡体内缺锌者，男性会出现精子数量减少且质量下降，并伴有严重的性功能和生殖功能减退，而女性则出现体重下降、性交时阴道分泌液减少等症状。另外，海藻含碘量超过其他动物和植物。而碘缺乏或不足会导致流产、男性性功能衰退、性欲降低。因此，即便不能经常吃海鲜，也要经常吃些海带、紫菜、裙带菜等海藻类食物。

③蜂蜜。蜂蜜中含有生殖腺内分泌素，具有明显的活跃性腺的生物活性。因体弱、年高而性功能有所减退者，可坚持服用蜂蜜制品。

④果仁。性学专家发现，在某些经常吃南瓜子的民族中，极少有前列腺疾病发生，这是因为南瓜子中含有一种能影响男性激素产生的神秘物质。此外，小麦、芝麻、葵花子、核桃仁、杏仁、花生、松子仁等也有助于增强性功能。

⑤韭菜。又名起阳草、壮阳草、长生韭，是一种生长力旺盛的常见蔬菜。韭菜不仅质嫩味鲜，营养也很丰富，为肾虚阳痿、遗精梦泄的辅助食疗佳品，对男性阴茎勃起障碍、早泄等疾病有很好的疗效。

⑥大葱。大葱一直被人们看作是爱情和性欲的化身。大葱的营养十分丰富，它能良性刺激性欲。研究表明，大葱中的酶及各种维他命可以保证人体激素的正常分泌，从而壮阳补阴。

⑦鸡蛋。鸡蛋是性爱恢复元气最好的“还原剂”。鸡蛋富含优质蛋白，可以强元气、消除性爱后的疲劳感，而且其在体内还可转化为精氨酸，提高男性精子质量，增强精子活力。同时还能加快女方处女膜破裂后的愈合。

⑧巧克力。巧克力不仅仅是一种使人快乐的食物。营养学家认为，巧克力

所含的成分能稳定神经并有助开放感官，让人们更期待两性之乐。在西方诸国，自15世纪以来，巧克力就被视为激发性爱的营养食物，尤其是西班牙人，世代把它当作一种刺激性欲的药物。所以在做弥撒前，教堂内严禁食用巧克力。而它却是“情人节”能让情人们“性”福的最好礼物。

⑨虾。虾味道鲜美，补益和药用作用都较高。祖国医学认为，其味甘、咸，性温，有壮阳益肾、补精、通乳之功。凡久病体虚、气短乏力、不思饮食者，都可将其作为滋补食品。人常食虾，有强身壮体效果。

⑩泥鳅。常食泥鳅可滋补强身。营养学家指出，泥鳅有养肾生精的功效，其富含的赖氨酸和锌是精子形成的必要成分，泥鳅的脂肪含量更少，而其中的铁质和钙质比鳗鱼要多3倍。对于有“三高”的男性朋友，泥鳅无疑是更健康的选择。泥鳅的肉质十分细嫩，味道鲜美，且富于营养。因此，常吃泥鳅不但能促进精子形成，还有助于提高精子的质量。

⑪牡蛎。牡蛎又称海蛎子、蚝，含有丰富的锌、铁、磷、钙、优质蛋白质、糖类等多种维生素。其味咸，性微寒，有滋阴潜阳、补肾涩精的功效。男子常食牡蛎可提高性功能及精子的质量，对男子遗精、虚劳乏损、肾虚阳痿等有较好的治疗效果。

⑫鹌鹑。鹌鹑肉嫩味香，香而不腻，一向被列为野禽上品。鹌鹑肉不仅味鲜美、营养丰富，还含有多种无机盐、卵磷脂、激素和多种人体必需的氨基酸。鹌鹑的肉和蛋是很好的补品，有补益强壮作用。医学认为，鹌鹑肉可“补五脏，益精血，温肾助阳”，男子经常食用鹌鹑可增强性功能并增气力、壮筋骨。

⑬狗肉。狗肉味甘、咸，性温，具有益脾和胃、滋补壮阳的功效。《本草纲目》载，狗肉有“安五脏，轻身益气，益肾补胃，暖腰膝，壮气力，补五劳七伤，补血脉”等功效。用黑豆炖狗肉，食肉饮汤，可治疗阳痿早泄。用熟附煨姜炆的狗肉能温肾壮阳、祛寒止痛。狗肉性温热，多食易上火，凡热病及阳盛火旺者不宜食用。

⑭驴肉。俗话说：“天上的鹅肉，地上的驴肉。”驴肉味道鲜美，是一种高蛋白质、低脂肪、低胆固醇肉类。中医认为，驴肉性味甘凉，有补气养血、滋阴壮阳、安神去烦的功效。驴肾味甘性温，有益肾壮阳、强筋壮骨的功效，可治疗阳痿不举、腰膝酸软等症。

⑮羊肉。羊肉是冬季的进补佳品。《本草从新》中说，羊肉能“补虚劳，益气力，壮阳道，开胃健力”。将羊肉煮熟，食肉喝汤，可治男子五劳七伤及胃虚阳痿等，并有温中祛寒、温补气血、通乳治带等功效。

2. 助“性”药食物

①山药。山药性平，味甘，有健脾、补肺、固肾、益精之功，无论是阴虚火旺或肾气不固而遗精早泄者，均宜常食、多食。唐代食医孟诜曾说：“山药利丈夫，助阴力。”《日华诸家本草》记载：“山药助五脏，主泄精健忘。”《本草求真》亦云：“山药，本为食物，且其性涩，能治遗精不禁。”若能配合其他补肾固精食品，如芡实、莲子等一并服食，效力更佳。

②芡实。芡实性平，味甘涩，能固肾涩精、补脾止泄。明代医家缪希雍称芡实为“补脾胃，固精气之药也”。《本草纲目》也认为，芡实“益肾，治遗精”。《本草从新》中亦云：“芡实补脾固肾，助气涩精，治梦遗滑精。”古代不少治疗遗精早泄的名方，如金锁固精丸、玉锁丹、水陆二仙丹等，均是以芡实为主，配合莲须、龙骨或金樱子等研制而成。《本草新编》的经验是：“芡实不仅益精，且能涩精补肾，与山药并用，各为末，日日米饭调服。”

③胡桃仁。胡桃仁能补肾固精，为滋补强壮食品，肉能润养，皮能敛涩，故肾虚遗精者宜食之。明代医家缪希雍说：“胡桃能入肾固精。”清代黄宫绣亦云：“胡桃涩精固肾。”《普济方》中记载：“胡桃治水弱火强，精自溢出。”这又说明对于心肾不交、阴虚火旺的遗精早泄者亦宜食胡桃仁。《御药院方》中介绍：“胡桃一味，勿去黄皮，空腹食之，最能固精。”

④白果。白果又称银杏，对遗精者宜蒸熟、炒熟或煨熟食用。明代医家李时珍曾说：“熟食温肺益气，定喘嗽，缩小便，止白浊。其气薄味厚，性涩而收。”《本草再新》认为，白果“补气养心，益肾滋阴”。民间常将白果作为治疗遗精的食品。如《山东中药》中记载：白果“治遗精，遗尿”。《湖南药物志》中介绍白果“治梦遗：银杏三粒，酒煮食，连食四至五日”。

⑤莲子。莲子性平，味甘涩，能养心、益肾、补脾、固涩，体虚遗精早泄者均宜食用，尤其是心肾不交而遗精者食之更佳。正如明代医家李时珍所说：“莲肉清心固精，安靖上下君相火邪，使心肾交而成既济之妙。”所谓“君相火邪”是指心火肾火，心肾不交而言。《玉楸药解》中亦云：“莲子甘平，甚益脾胃，而固涩之性，最宜滑泄之家，遗精便溏，极有良效。”清代名医王孟英也指出：“固下焦，已遗精，可磨以和粉作糕或同米煮为粥饭，健脾益肾，颇著奇勋。”古代用以治疗“心肾不交而遗精”的清心莲子饮和瑞莲丸，治“梦遗泄精”的莲肉散等，均是以莲子为主的名方。

⑥莲子心。莲子心为成熟莲子种仁内的绿色胚芽，民间常用以泡茶饮，有清心火、止遗精的作用，心肾不交、阴虚火旺的遗精患者，食之最宜。如《随息居饮食谱》所云：“莲子心敛液止汗，清心安神，止血固精。”《温病条辨》中

亦说："莲心，由心走肾，能使心火下通于肾，又回环上升，能使肾水上潮于心。"这正是莲子心交通心肾的解说。《医林纂要》还介绍一法"治遗精：莲子心一撮，为末，入辰砂一分。每服一钱，白汤下，日二"。这更增强了清心去热的作用。

⑦莲须。莲须又称莲花蕊，为莲花的雄蕊。其性平，味甘涩，有清心、益肾、涩精的作用。适宜心肾不交，阴虚火旺型遗精早泄者泡茶频饮。如治梦遗泄精的固精丸，治遗精滑泄的金锁固精丸等皆用之。明代医家李时珍说："莲须甘涩，清心止血，通肾固精"，可治"男子肾泄"。《本草经疏》中也认为莲须"治梦遗精滑最良"。

⑧豇豆。豇豆性平，味甘，其功有二，一是健脾，二是补肾，凡肾虚遗精者宜食之。明代医家李时珍在《本草纲目》中说："豇豆理中益气，补肾健胃，和五脏，生精髓。"现代《四川中药志》中亦载："豇豆滋阴补肾，健脾胃，治肾虚遗精。"

⑨柏子仁。柏子仁性平，味甘，有养心、安神、益智之功，适宜劳心过度、心血亏损、精神恍惚、心神失养、怔忡惊悸、健忘、遗精早泄之人经常食用，有宁心定志、补肾滋阴的效果。著名古方柏子养心丸用于遗泄之证，就是以柏子仁为主。所以，明代医家李时珍称赞说："柏子仁，性平而不寒不燥，味甘而补，辛而能润，其气清香，能透心肾，益脾胃，盖上品药也，宜乎滋养之剂用之。"

⑩金樱子。金樱子俗名糖罐子、山石榴。其果实酸甜可食，并可以熬糖或酿酒，有涩精止遗的功效。《别录》云："金樱子止遗泄。"《蜀本草》说金樱子"涩精气"。《滇南本草》亦云："金樱子涩精遗泄。"古代医家在治疗遗精的方剂中，每多用到金樱子。《明医指掌》中有一名方金樱子膏，"治梦遗，精不固：金樱子十斤，剖开去子毛，于木臼内杵碎，水二升，煎成膏服"。《食物中药与便方》中亦有介绍，治"遗精早泄：金樱子1 500克，臼中捣碎，加水煎3次，去渣，过滤后再浓煎，加蜂蜜收膏，每天临睡时服一匙，开水冲服"。

⑪凉粉果。凉粉果俗称木馒头，性平，味甘。明代医家李时珍说凉粉果能"固精"。《乾坤生意秘韫》中介绍"治惊悸遗精：木馒头、白牵牛等分，研为末。每服二钱，用米饮调下"。《上海常用中草药》亦载"治阳痿遗精：凉粉果12克，律草12克，煎服，连服半个月"。

⑫荷叶。荷叶性平，味苦涩。明代药学家认为荷叶能"涩精液"。《本草图解》中亦云："荷叶止血固精。"《现代实用中药》载：荷叶"用于男子遗精或夜尿症"。

⑬猪肾。猪肾俗称猪腰子，性平，味咸，有补肾作用，肾虚遗精者宜食之。《经验方》中就有介绍用猪腰子煨熟空腹食用，可“治男子肾脏虚惫，遗精盗汗”。

⑭猪肚。凡体弱遗精者，适宜常吃猪肚。《随息居饮食谱》中说：“猪肚甘温，补胃，益气，充饥，止遗精。虚弱遗精，猪肚一枚，入带心连衣红莲子，煮糜，杵丸桐子大，每淡盐汤下三十丸。”不必为丸，单用猪肚、莲子煨烂服食亦佳。

⑮猪髓。猪脊髓和猪骨髓，对遗精者也颇有效验，正如清代王孟英所说：“猪骨髓甘平，补髓，养阴，治骨蒸劳热、带浊、遗精。”

⑯羊肾。羊肾为山羊或绵羊的睾丸，又称羊外肾，有补肾、益精、助阳作用，肾虚遗精者宜食之。明代医家李时珍认为，羊外肾“主治肾虚精滑”。《本事方》中有金锁丹一方，是专门用于“治遗精梦泄”的，其中也用到了羊外肾。所以，清代名医王孟英说过：羊外肾“功同内肾而更优，治下部虚寒，遗精……宜煨烂或熬粥食。”

⑰鹿角胶。鹿角胶性温，味甘咸，能补血、益精，凡肾气不足之遗精者，宜用开水或黄酒溶化服食。《玉楸药解》中记载：鹿角胶“温补肝肾，滋益精血，治阳痿精滑”。明代医家李时珍还说它“治尿精”。

⑱蚕蛹。蚕蛹含有丰富的蛋白质、脂肪、维生素，是民间传统美味佳肴，遗精早泄者宜常食之，有补肝益肾、壮阳涩精的功效。《别录》中云：蚕蛾“主益精气，强阴道，止精”。《日华诸家本草》亦载：蚕蛾“壮阳事，止泄精”。所以，蚕的蛹蛾可作为昆虫食品，遗精患者食之最宜。

⑲海参。海参性温，味咸，能补肾益精。《药性考》中说它“降火滋肾”，《食物宜忌》也认为海参能“补肾经，益精髓”。古有海参丸，用于治疗“腰痛、梦遗、泄精”，就是以海参为主，同胡桃肉、猪骨髓、龟板等研制而成的。适宜心肾不交、阴虚火旺之遗精早泄者。

⑳冬虫夏草。冬虫夏草性温，味甘，有补虚损、益精气的作用，肾气不固而遗精早泄者食之最宜。《药性考》载：冬虫夏草“秘精益气，专补命门”。《柑园小识》亦云：“以酒浸数枚啖之，有益肾之功。”《现代实用中药》认为，冬虫夏草适用于“阳痿遗精”。据《云南中草药》介绍，当地百姓治疗遗精，常用“冬虫夏草五钱至一两，炖肉或炖鸡服”。或用冬虫夏草配枸杞子、山药、芡实、莲子等一同煎服，效果更佳。

㉑羊骨。羊骨性温，味甘，有补肾作用。《本草纲目》中记载：“胫骨，主脾弱，肾虚不能摄精。”《圣惠方》中有“羊脊骨粥”一方，以连尾羊脊骨为

主，“治虚损羸瘦无力，益精气”。《济生方》也载有“羊胫炭丸”，用以“治思虑伤脾，脾不摄精”之症。故凡体弱羸瘦之遗精早泄者，宜常食、多食羊骨。

㉒鸡肉。鸡肉性温，味甘，有温中、益气、补精、添髓的作用。《日华子本草》中还说：“黄雌鸡，添髓补精，助阳气，止泄精。”故体弱气虚遗精早泄者，食之颇宜。

㉓淡菜。淡菜性温，味甘，有补肝肾、益精血的作用，肾虚遗精早泄者食之颇宜。如《日华子本草》曾说淡菜能“补五脏，益阳事”。《嘉祐本草》亦云：“治虚劳伤惫，精血少者。”清代医家王士雄也认为“淡菜补肾，益血填精，治遗”。所谓“治遗”，正是指“遗精”而言。

㉔鱼鳔。鱼鳔又称鱼胶、鱼肚，性平，味甘，能补肾益精、滋养筋脉。《本草求原》中认为鱼鳔亦能“固精”。《本草新编》还说：“鳔胶合沙苑蒺藜名聚精丸，为固精要药。”《证治准绳》中介绍“治肾虚封藏不固，梦遗滑泄”，就是以黄鱼鳔胶为主，配用沙苑子、五味子为丸服食。所以，男子遗精滑精早泄者，食之最宜。

㉕韭菜子。韭菜子能补益肝肾、壮阳固精。《别录》中说：“韭子，主梦泄精。”《本草纲目》也说：“韭子之治遗精漏泄者，补下焦肝及命门之不足，命门者藏精之府。”《千金方》中亦有介绍“治男子肾虚冷，梦遗：韭子七升，醋煮千沸，焙，研末，炼蜜丸，梧子大。每服三十丸，空服温酒下”。由此可见，男子遗精早泄者，宜食韭菜子。

（十六）认识性传播疾病

性传播疾病也称性病，传统观念是指通过性交行为传染的疾病，主要病变发生在生殖器部位。目前我国要求重点防治的8种性传播疾病是梅毒、淋病、软下疳、性病性淋巴肉芽肿、生殖道沙眼衣原体感染、尖锐湿疣、生殖器疱疹、艾滋病。

1. 如何得的性病

性病主要是通过直接性接触传染，即通过各种直接的性接触传染。由于性交时一方生殖器存有足够数量的病原体，另一方的皮肤黏膜有可能直接接触到病原体，或性交时摩擦易形成皮肤黏膜的损伤，有利于病原体的进入。

除性交引起生殖器、肛门直肠、口腔等部位的感染外，其他与性有关的行为如亲吻、相互手淫等，也可发生口唇、眼、鼻、乳房、手指等生殖器以外部位的感染，但比较少见。可通过被污染的衣裤、被褥、毛巾、便器、浴盆等，通过破损的皮肤黏膜接触而间接感染性病，但一般日常接触如握手、拥抱、进食等是不会传染的。

还可通过血液及胎盘而感染性病，如接受被污染的血液、血制品，共用注射器、针头，以及胎盘、产道等传染。孕妇患有梅毒时可通过胎盘感染胎儿；妊娠妇女患淋病，由于羊膜腔内感染可引起胎儿感染，分娩时新生儿通过产道可发生淋菌性或衣原体性眼炎、衣原体性肺炎。

2. 性传播疾病的早期症状

性传播疾病的早期症状可总结为以下几个方面：

第一，尿道出现分泌物。若尿道口出现脓性分泌物，黏稠、量多色黄，晨起尤甚，则可能为急性淋病；若尿道口有透明的黏性分泌物，量少，则可能为非淋菌性尿道炎。

第二，尿道有瘙痒感。男性出现此症状，多为非淋菌性尿道炎或淋菌性尿道炎的早期反应。

第三，男性出现尿频、尿急、尿痛、尿道口红肿等症状，伴有夜间阴茎痛性勃起者，多为急性淋菌性尿道炎。

第四，女性白带增多，伴有宫颈炎症，可能感染淋病或者为非淋菌性宫颈炎。

第五，外阴部赘生物。若在外阴或肛周处出现多发性丘疹，呈毛刺状或菜花状，可能为尖锐湿疣；若外阴或肛周处出现潮湿扁平的丘疹，则可能为二期梅毒。

第六，外阴部溃疡。若为单发无痛性溃疡，表面污秽，软骨样硬度，多为梅毒硬下疳；若单发柔软的溃疡，可能为软下疳；若多发性溃疡伴腹股沟淋巴结肿大，可能为生殖器疱疹。

第七，生殖器出现成簇透明水疱，很快破溃，初发者疼痛，复发者瘙痒，可能为生殖器疱疹。

第八，外阴或龟头瘙痒伴有红斑性损害的，要排除霉菌感染、阴虱病及疥疮等。

第九，全身多发性皮疹，尤其以手足掌的红斑脱屑为主，不伴有瘙痒和疼痛，可能为梅毒。

3. 这样的行为属于“高危”

中老年男性朋友喜欢找人按摩，有时让按摩女手淫，如果她之前给有性病的客人手淫，手上肯定会留有性病的病毒细菌，用清水或肥皂、洗手液洗手是不能把这些病毒细菌洗掉的，还有她用的润滑油也会感染别的病毒。因此，这种行为属于“高危”，极易患上性病。

艾滋病防治知识 22

艾滋病的咨询检测很重要，一旦有了可能感染艾滋病的行为，要尽快去以下机构进行咨询、做检测。请放心，医生会为您做好保密工作。

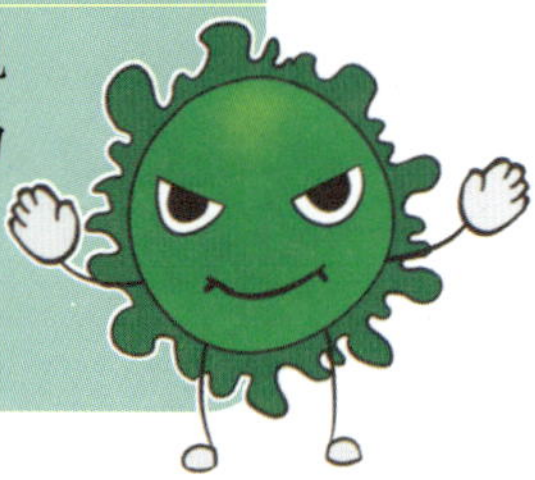

广西疾病预防控制中心（南宁市金洲路18号）：5327110

广西妇幼保健院（南宁市新阳路225号）：5802060

广西瑞康医院（南宁市华东路10号）：2188512

广西民族医院（南宁市明秀东路232号）：13557610473

广西水电医院（南宁市银海大道88号）：18978187365

南宁市第一人民医院（南宁市七星路89号）：2636239

南宁市第二人民医院（南宁市淡村路13号）：2246404、2246405

南宁市第四人民医院（南宁市长堽路二里1号）：18077105242

南宁市第八人民医院（南宁市沈阳路2号）：2734127

南宁市疾病预防控制中心（南宁市友爱南路13号）：2435557

南宁市妇幼保健院（南宁市友爱南路9号）：2434312、2429345

南宁市江南片妇幼保健院（南宁市邕宁区蒲庙镇汉林街60号）：4721115

南宁市第二人民医院大沙田分院（南宁市金象大道99号）：6716913

南宁市玉洞医院（南宁市玉洞康平街13号）：4018625

南宁市武鸣区疾病预防控制中心（南宁市武鸣区城厢镇永宁路20号）：6226545

南宁市武鸣区妇幼保健院（南宁市武鸣区东鸣路1支路2号）：6232954

南宁市武鸣区更昌医院（南宁市武鸣区宁武路9号）：6236746

横县疾病预防控制中心（横县横州镇公园路16号）：7260069

横县人民医院（横县横州镇槎江路125号）：7260337

横县妇幼保健院（横县横州镇柳明路143号）：7230081

宾阳县疾病预防控制中心（宾阳县宾州镇建设区12号）：8256951、8250901

宾阳县人民医院（宾阳县宾州镇仁爱街137号）：8281112、8281989

宾阳县妇幼保健院（宾阳县宾州镇建设区16号）：18778152618

上林县疾病预防控制中心（上林县大丰镇明山路南端）：5228930

上林县人民医院（上林县大丰镇新华路1号）：5211072

上林县妇幼保健院（上林县大丰镇民族路4号）：5220902

马山县疾病预防控制中心（马山县白山镇镇北街643号）：6822204

隆安县疾病预防控制中心（隆安县城厢镇港华街）：6525508

隆安县人民医院（隆安县城厢镇城西路25号）：6529410

隆安县妇幼保健院（隆安县城厢镇文化路12号）：6529692

南宁市兴宁区疾病预防控制中心（南宁市解放路54号）：2851602

南宁市兴宁区五塘镇中心卫生院（南宁市五塘镇邕梧路120号）：18934727595

南宁市江南区疾病预防控制中心（南宁市五一中路新屋三里9号）：4848930

南宁市江南区吴圩镇中心卫生院（南宁市友谊路吴圩段286号）：4207909

南宁市江南区亭子卫生院（南宁市福建园街道亭子西一街5号）：4177456

南宁市西乡塘区疾病预防控制中心（南宁市明秀西路154号）：2383090

南宁市西乡塘区秀灵南社区卫生服务中心（南宁市秀灵路33号）：3829583

南宁市青秀区疾病预防控制中心（南宁市通福路188号）：5790870

南宁市青秀区南阳中心卫生院（南宁市南阳镇凤阳路4号）：4322298

南宁市邕宁区疾病预防控制中心（南宁市邕宁区蒲庙镇那元路56号）：4723848

南宁市邕宁区那楼卫生院（南宁市邕宁区那楼街531号）：4345190

南宁市良庆区疾病预防控制中心（南宁市良庆区先锋路1号）：4504033

（十七）值得重视的艾滋病

1. 艾滋病就在我们身边

很多人都认为艾滋病只存在于一些特殊人群中，只要我不属于男同性恋者、吸毒者、有偿献血者等高危人群，艾滋病就与我无关。难道真的如此吗？

统计发现，目前卖淫妇女的艾滋病平均感染率不断上升；婚检中，检测出感染艾滋病病毒的人数在增加；母婴传播的案例也在逐年增加，甚至大学生、中老年人感染艾滋病的案例也屡见不鲜。

中国疾病预防控制中心估计，截至2011年底，我国有艾滋病携带者及艾滋病患者约78万人，全年新发感染者4.8万人，死亡2.8万人。疫情已覆盖全国所有省、自治区、直辖市，目前我国面临艾滋病发病和死亡的高峰期，且已由吸毒、暗娼等高危人群向一般人群扩散。可以毫不夸张地说，艾滋病就在我们身边，艾滋病的预防与我们每一个人密切相关。

2. 艾滋病逼近中老年人

近两年，中老年人感染艾滋的人数呈上升趋势。最近来咨询和筛查艾滋病的患者中，中老年人的数量在逐步上升。

中老年艾滋病患者逐渐增多的主要原因是由于部分中老年人预防艾滋病的知识缺乏，退休后生活空虚，社交频繁，外来诱惑增多，婚外性行为大幅度上升等。根据艾滋病的统计数据显示，年龄较大的感染者最有可能是通过性途径而感染。2015年，深圳艾滋病感染性传播占84.4%，其中经同性或双性传播的比例占33.6%，超过吸毒途径传播比例达11.2%。

中老年夫妻之间要注意保持良好的夫妻关系，丧偶或离异的中老年人要避免随意性行为。

3. 艾滋病的传播途径

艾滋病主要存在于感染者和患者的血液、精液、阴道分泌物、乳汁中。

①性行为。与已感染艾滋病的人发生无保护的性行为，包括同性、异性和双性性接触。

②静脉注射吸毒。与他人共用被感染者使用过的、未经消毒的注射工具，

这是一种非常重要的艾滋病传播途径。

③母婴传播。在怀孕、生产和母乳喂养过程中，感染艾滋病的母亲可能会传播给胎儿及婴儿。

④血液及血制品（包括人工授精、皮肤移植和器官移植）。

握手，拥抱，礼节性亲吻，同吃同饮，共用厕所和浴室，共用办公室、公共交通工具、娱乐设施等，这些日常生活接触不会传播艾滋病。

4. 艾滋病对个人、家庭、社会的影响

艾滋病是一个健康问题，同时也是一个社会问题，社会中的每一个成员都有可能成为艾滋病流行的直接或间接受害者。艾滋病对个人、家庭和社会都造成不可忽视的危害。

（1）艾滋病对个人的危害

从生理上讲，艾滋病病毒感染者一旦发展为艾滋病患者，其健康状况就会迅速恶化，患者的身体要承受巨大的痛苦，最后还会被夺去生命。从心理、社会方面讲，艾滋病病毒感染者一旦知道自己感染了艾滋病病毒，心理上会产生巨大的压力。另外，艾滋病病毒感染者容易受到人们的歧视，很难得到亲友的关心和照顾。

（2）艾滋病对家庭的危害

社会上对艾滋病患者及感染者的种种歧视态度会殃及其家庭，他们的家庭成员和他们一样，也要背负沉重的心理负担，由此容易产生家庭不和，甚至导致家庭破裂。因为多数艾滋病患者及感染者处于养家糊口的年龄，往往是家庭经济的主要来源者。当他们本身不能再工作，又需要支付高额的医药费时，其家庭经济状况就会很快恶化。有些艾滋病患者的家庭，其结局或是留下的孤儿无人抚养，或是留下的父母无人养老送终。

（3）艾滋病对社会的危害

艾滋病主要侵害20~45岁年富力强的成年人，而这些成年人是社会的生产者、家庭的抚养者、国家的保卫者。艾滋病削弱了社会生产力，减缓了经济增长，人均寿命降低，民族素质下降，国力减弱。人们的歧视和不公正待遇将许多艾滋病患者及感染者推向社会，成为社会的不安定因素，使犯罪率升高，社会秩序和社会稳定遭到破坏。

5. 预防艾滋病的“ABC”原则

性活动是人类生活的重要组成内容，但是性活动在给人类带来快乐，帮助人类繁衍的同时，也给人类带来了很多烦恼，其中包括艾滋病、性病的传播。近

些年来，一些专家在总结预防性病和艾滋病经验的基础上，提出了预防性病、艾滋病的“ABC”原则。

（1）“A”：Abstinence 禁欲

这里说的A是英文Abstinence（禁欲）的第一个字母，也就是说，如果人不进行性活动，感染性病、艾滋病的风险就会大大降低。青少年只有掌握了预防性病、艾滋病的知识，学会调节性冲动，遵守社会性道德规范，才能避免轻率地卷入危险的性活动，避免给自己和他人造成危害。

（2）“B”：Be faithful 忠诚

“ABC原则”中的B是英文Be faithful（做忠诚的人）的第一个字母，意思是对不能禁欲的人，要做到夫妻双方或有性伙伴关系的双方相互忠诚。与多人发生性行为是性病、艾滋病传播的重要途径，因为性活动中接触的人越多，遇到有性病、艾滋病的人的风险就越大。

（3）“C”：Condom 避孕套

如果无法做到“A”“B”这两点，“C”［英文Condom（避孕套）的第一个字母］告诉我们的是，正确使用避孕套也可以减少感染性病、艾滋病的风险。

人们提出预防性病、艾滋病的“ABC”原则，其中“A”“B”两条原则最保险，但是并非每个人都能做到，所以避孕套是给那些把握不住自己的人提供的最后一道保护屏障。

对于使用避孕套预防艾滋病、性病，我们还要强调的是：

使用避孕套性交可以大大减少传染和感染艾滋病、性病的机会，但避孕套并不是百分之百的安全保障，因为在避孕套没有遮盖的部位如果有皮肤破损，仍可能传染和感染性病、艾滋病。

避孕套的使用方法不当或者质量不佳，也会影响预防性病、艾滋病的效果。

艾滋病防治知识 23

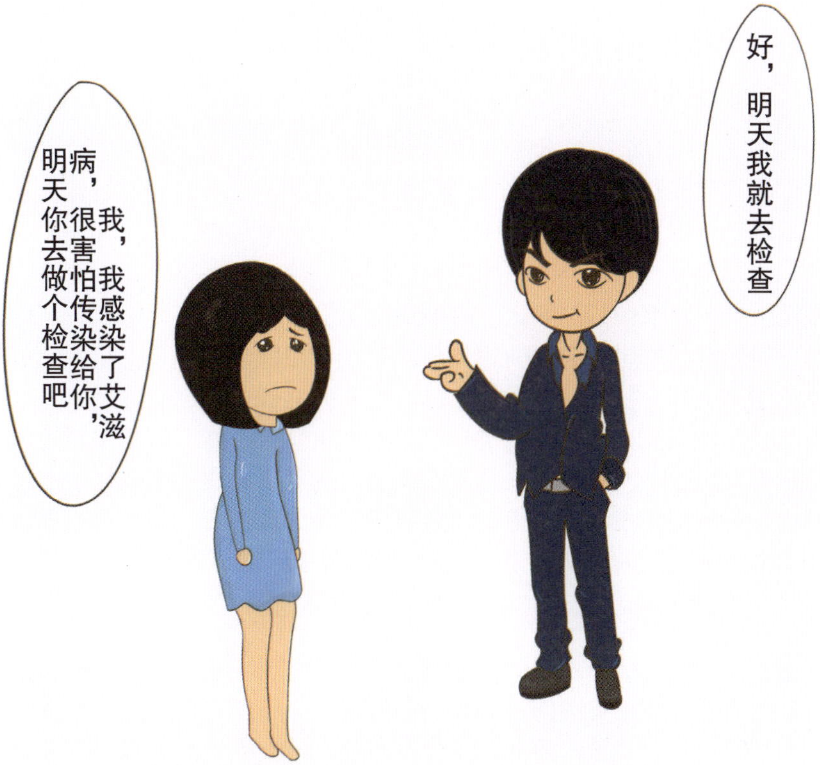

知道自己感染了艾滋病，要主动告诉和自己有性关系的配偶、性伴侣，动员他（她）们去做检查。与他（她）们发生性关系时一定要戴避孕套，避免他（她）们也被感染。

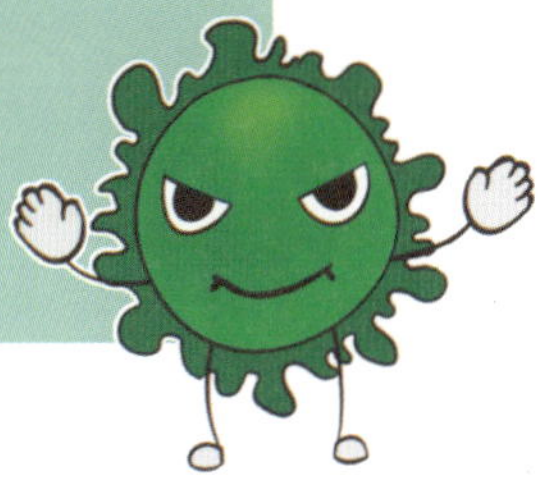

（十八）广西习俗与性爱养生保健

广西壮族性爱习俗蕴含着性爱保健，主要体现在几个方面。

1. 婚俗方面

新娘在新婚期间有“不落夫家”的习俗。所谓“不落夫家”就是出嫁那天，女方派其宗族同辈分的姐妹陪同新娘到新郎家，这些陪同的姐妹壮话叫“娅送”。新娘到新郎家后，进行拜堂仪式，拜天拜地拜父母，和新郎一起答谢前来祝贺的宾朋。当晚“娅送”和新娘一起住洞房。第二天一早，新郎家再次设宴款待“娅送”后，新娘便与“娅送”们一起回娘家。到了第三天早上，新郎家又派两位与新郎同辈分的姐妹去接新娘到新郎家。新娘回夫家过“三早”的第一件事就是给新郎家挑第一担水，以示从此以后与丈夫共同劳动创造美满家庭。继而又给夫家的宗族每家挑一担水，以示自己就是夫家宗族中的一员了。新娘回夫家过“三早”这天，夫家所有亲戚又共聚一餐，以庆贺新娘成为本宗族中的亲人。但当“三早”的一切礼仪活动结束后，新娘仍不在夫家过夜，而是又回到新娘家。这种“不落夫家”的夫妻生活，一直延续到新娘怀“喜”为止。

2. “分床而眠”的习俗

“分床而眠”就是在同一个房间里摆设两张床，夫睡一张床，妻睡一张床。“分室而睡”就是在两间相同的房间各安一张睡床，夫一张，妻一张，各在自己的房间睡。这种“分床而眠”“分室而睡”的夫妻生活方式，也许是与他们“日出而作，日落而息”的生活方式有关。因为白天繁重的体力劳动已使他们筋疲力尽，回到家里两三碗“土茅台”下肚便进入梦乡了，有谁还有心思去“寻欢作乐”？壮族人认为，无论男女，当体力过度劳累而以醉酒解困时，行房事是十分有害于身体的，男人则精液衰少，阳痿不举；女子则恶血滞留，生恶疮。而“分床而眠”“分室而睡”，则从客观上起到了自觉限制房劳的作用，还可以避免夫妻不和谐性生活的发生。因为人的一天会有喜、怒、哀、乐、悲、恐、惊，女子每月都有月事，如在愤怒中尽力行房事，会精虚气竭，阴阳偏虚，自汗盗汗，积而成劳；如女子月事时行房，则冷气入内，身痿面黄，易导致不孕。夫妻“分床而眠”“分室而睡”，可防止性生活过频、过度，这对身体健康是有利的。壮族人认为，夫妻“分床而眠”“分室而睡”，可以有效地戒房劳，从而达到节欲的保健目的。传说中活了800岁的彭祖说过："上士别床，中士异被。服药百裹，不如独卧。色使目盲，声使耳聋，味使口爽，苟能节宣其宜适，抑扬其通塞者，可以增寿。"因此，保持一分精液，可多延一分寿命。有诗曰："阳春立柱顶天台，女望郎君情窦开。始祖伏羲娲女恋，炎黄子孙衍生来。"

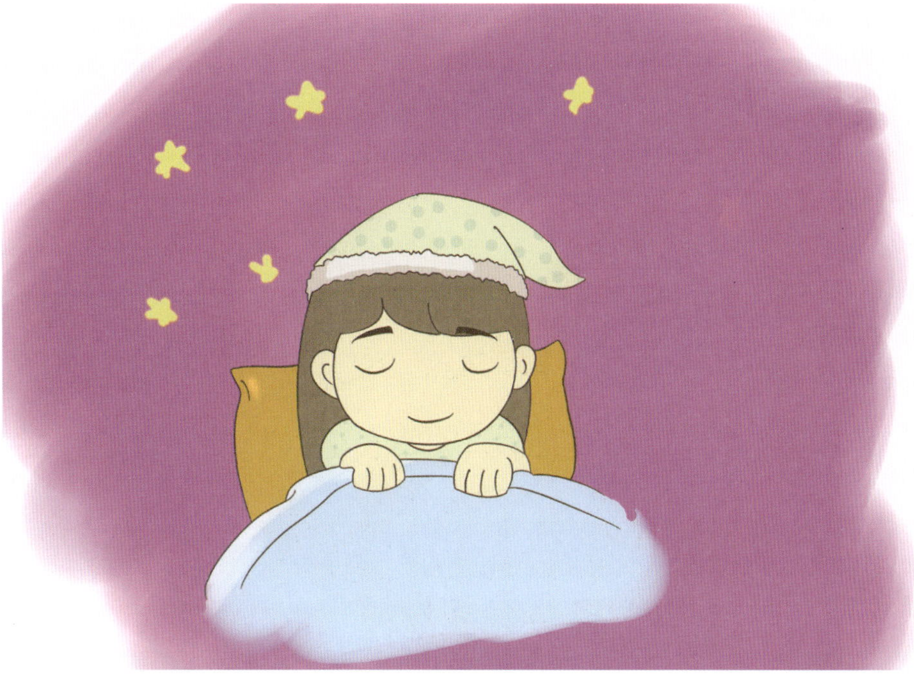

艾滋病防治知识 24

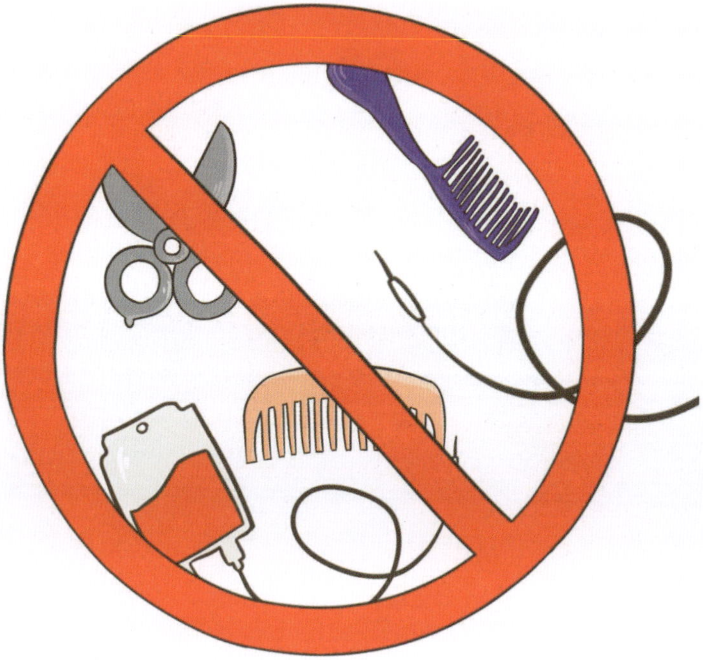

如果您或您的亲人朋友是艾滋病病毒感染者和患者，要做到不卖血、不献血，不与他人共用注射器吸毒，不卖淫嫖娼，不与他人共用剃须刀、文眉刀、指甲刀等可能划破皮肤的生活用具及美容用具。

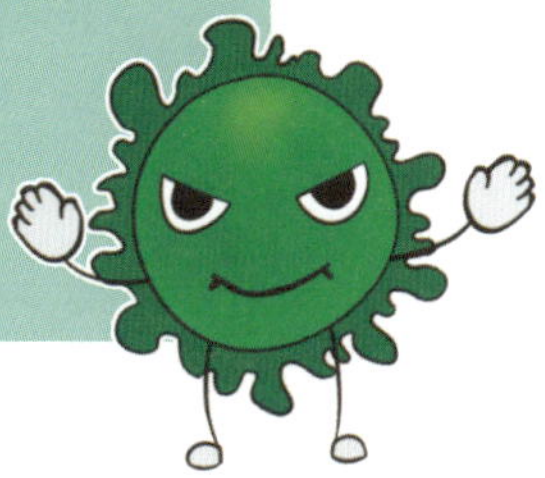

第四章
养生保健与延年益寿

（一）天天好心情

1. 好心情与长寿

好心情是指心态平和、乐观、开朗、豁达、精神愉快。

中医学认为神是生命活动的主宰，能够统帅人体脏腑组织的功能活动，并提出“形神相因”的理论，认为人体生理功能与精神活动是密切相关的，精神因素可以直接影响脏腑阴阳气血的功能活动。一个人如果精神愉快，性格开朗，对人生充满乐观情绪，就会阴阳平和，气血通畅，五脏六腑协调，机体自然会处于健康状态。反之，不良的精神状态，可以直接影响到人体的脏腑功能，使得脏腑功能失调，气血运行阻滞，抗病能力下降，正气虚弱，易于导致各种疾病。

2. 养生首先在于养心

许多老教授退休仍在带研究生，搞科研，出成果；有的老人把希望寄托在孙子身上，陪伴夜读，望孙成龙；有的人退休了，心却没“退”，被失落感困扰得夜不能寐；有的老人为晚辈婚姻、家庭琐事忙得晕头转向；有的老人还因丧偶、失子、家庭不睦或经济拮据而忧心忡忡。如此，怎能不感到心累呢?

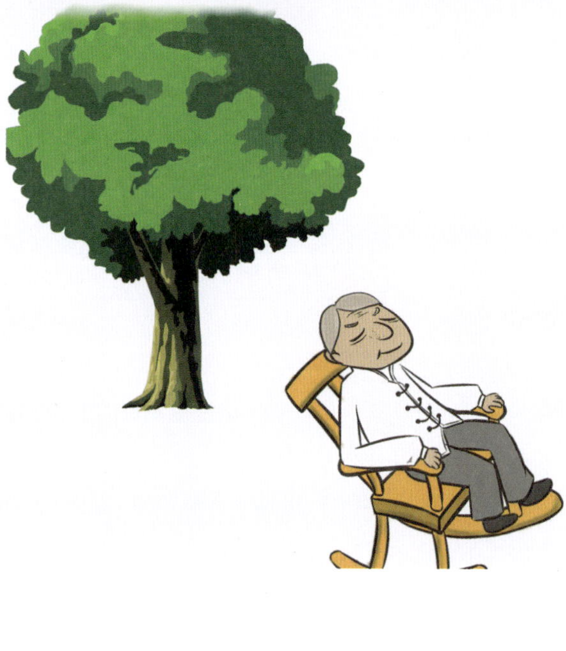

我们知道，人的心理承受能力是有一定限度的。如长期处于过度的精神紧张状态，日积月累，难免心理防线会被压垮，使人陷入尴尬的困境之中，产生过度紧张、焦虑、烦躁、恼怒、抑郁等不良情绪，导致心理障碍，从而引发高血压、心脏病、消化性溃疡、糖尿病、妇科疾病甚至癌症，影响健康和生命。

由此可见，要想活得自在，祛病延年，注重养心为第一要务。唐代大诗人白居易，堪称修身养性的楷模。他一生命运坎坷，青年时因家境贫困而长期流浪，步入仕途后又因得罪权贵而数度遭贬，但他始终都能保持淡泊名利与知足常乐的良好心态。他被贬谪杭州后，寄情于山水，轻松吟出千古绝唱："闲心对定水，清静两无尘。手把青筇杖，头戴白纶巾。兴尽下山去，知我是何人。"宋代大文豪苏东坡仕途坎坷，但他总是旷达乐观，淡然处之。他47岁时被贬谪黄州后，登赤壁矶，一首气势磅礴的《大江东去》，使我们看到了苏东坡那豪放达观的胸襟。他被贬谪杭州任通判时，因病到松阴环绕的寺院去散心，僧人热情地让他在凉爽的禅房内歇息，用虎跑泉煮茶款待他。诗人在《病中游祖塔院》一诗中感叹道："因病得闲殊不恶，安心是药更无方。"他将养心概括为"养生治性，行义求志"8个字。因此，我们应从古人养心之道中汲取营养，驾驭和调控好自己的情绪。

一是静心。人生在世，要有"淡泊以明志，宁静以致远"的高雅境界。明代《养生四要》一书中说得更为透彻："心常清静则神安，神安则精神皆安，明此养生则寿，没世不殆。"

二是清心。离退休之后要跳出万丈红尘的扰攘，荣辱升降已成过眼烟云，要将外界一切干扰拒之门外，自得其乐。

三是宽心。历经坎坷的老年人，胸襟要像大海那样宽阔，能容纳百川。即使遇到一些不顺心的事，也要乐观对待，自我化解。

四是忍心。百事忍为上，能忍亦豪杰。容忍大度既可排除自己恶劣的心境，又能促进良好的家庭和人际关系，人也自然乐在其中。

五是用心。人老了不能光想养尊处优，无所事事。而要多动脑筋，多些兴趣爱好，读些净化心灵的书报，可陶冶情操，心身康泰，活得潇洒，过得自在。

3. 如何做到好心情

①至少要有一种爱好。一个人在生活中有良好的嗜好，如集邮、看书、钓鱼或种花等，会感到生活充实、满足和愉快。

②尝试新事物。人的生活陷入单调沉闷的"老一套"时，就会感到不愉快。如果去参加一项新活动，不仅可以扩展生活领域，还会给生活带来新的乐趣。

③自己争取多做事。在生活中，如果太依赖他人，对别人的期望太高，就容易失望。若能树立凡事自己做，自己去努力做好的观念，则可避免许多由失望带来的苦恼。

④交几个知心朋友。友谊有助于身心健康，空闲时与朋友相聚，海阔天空地聊聊，既能增长见识、交流信息，又可把自己的心事对朋友直言相告，朋友会为你排忧解难，由此可增强自己排除困难与忧愁的信心和勇气。

⑤不要钻牛角尖。看任何事物都不能认死理，否则就容易钻牛角尖。要学会从不同的角度去看待事物和分析问题，找出解决问题的不同方法，摆脱由看问题僵化而带来的苦闷。

⑥学会宽容大度。在生活中，即使是与自己关系很亲密的人激怒了你，埋怨了你，你也要放宽责备的尺度。“日久见人心”，人们会很乐意地与你相处，你也一定会尝到人际关系融洽带来的欢乐与快慰。

⑦乐于承认失败与缺陷。一个人难免会遇到失败、失意的事情，或是自己本身存在某种缺陷。对此，应记住美国哲学家威廉·詹姆斯说的一句话：“当你乐于承认既成的事实，并且乐于接受已经发生的事情，你就有了克服随之而来的任何不幸的第一步。”

⑧建立合适的期望值。什么是合适的期望值？应记住这样一句话：“快乐之道无它，就是对我们力量所不及的事，不要忧虑。”否则，就是在自寻烦恼。

⑨坚守信念。坚定的信念是战胜挫折和失败的良方，可使人从苦痛中解脱出来，能屈能伸，无论在顺境或逆境中，都泰然处之。

4. 笑一笑，乐一乐

俗话说，谁拥有快乐，谁就拥有健康，对于中老年人来说更是如此。在所有的保健措施中，心理健康绝对是不可忽视的一项，其效果优于任何一种养生方法。洪昭光教授曾强调：“安宁愉快的心境足以抵消大多数不利因素的消极影响。”

“笑一笑，十年少”虽是一句俗话，却也是实话。经权威机构论证，笑是一种多功能的武器，是有益于健康的超级药品和医疗手段。谁能够笑口常开，谁能够生活得轻松愉快，谁就拥有健康。所以，与其费劲寻找各种养生方法，还不如多笑笑。

经常开怀地笑，会让人在不知不觉中活得更长久。在法国，有一位百岁寿星，很多人都想知道她长寿的秘诀。这是一位极富幽默感的寿星，在她看来，长寿的秘诀就是笑。她曾说过，如果她死了，那也是因为笑。

美国的生理学家、心理学家研究表明：欢笑可以降低血压，减少产生压抑情感的激素，增强肌肉的弹性，促进免疫功能，激发人体镇痛激素的释放。世界著名化学家法拉第，在晚年患上了头痛的毛病，多方求医都没有效果。后来有位高明的医生给他开了一个处方，处方笺上只写着：“丑角进城，胜过一打医生。”法拉第非常聪明，很快就悟出了其中的道理，于是经常去看喜剧。喜剧总是会让人开怀大笑，没过多久，困扰他多年的病竟然痊愈了。由此可见，笑是治病的良方。

既然笑这么神通广大，那么怎样才能让自己笑出来呢？这可不是一个简单的问题。如今的中老年人，或多或少地都有一些烦恼，他们当中有很多人已经很久没有开怀大笑过了。怎样才能让他们学会笑呢？

人们在什么样的情况下会笑？当然是感到快乐的时候。那么，想要笑就要快乐起来！

人老了，总会有一些不好的情绪藏在心里。如果想要快乐，就要把心中的忧虑说出来。只有把消极的情绪从心中排解出去，才能让快乐进驻，才能开怀大笑。

杞人忧天几乎是中老年人都会犯的一个毛病。其实不管是懊恼过去，还是担忧未来，都不能改变什么，最主要的是把握现在，享受属于自己的人生。只有为自己而活，才能使生命更有朝气，更有力量，也会让自己更快乐。

做自己喜欢的事最能让心情快乐起来。所以，中老年朋友可以多做自己感兴趣的事情，让自己从中体验到快乐。

5. 常做4件事有助维持好心情

①以高兴的心情回忆过去。每周抽出一些时间，写下或录下，甚至是只在心里回忆过去的重大事件。可以根据不同的时间段来撰写你的人生史——大学时代、新婚伊始、职业生涯、初为人母或初为人父，写下每个人生阶段的成就、失误以及教训。回忆不好的时光与回忆美好的时光一样有用，很多事情只有在若干年之后才会发现某次失误为你开启了另一扇门，并终将解开心结。

②以高兴的心情常打电话。维持长期的友谊，对维持高兴心情和身体健康大有好处。仅仅通过打电话与朋友聊天就让血压降低也不是什么奇怪的事。此外，每周至少参加一次社交活动的人，思维会更敏捷，并有防范心脏病的作用。

③以高兴的心情记录愉快时光。记录下愉快的事能够提神，写下所有值得感激的事的人在未来一周会更乐观，对他们的生活也会更满足。但也不要做得过火。有研究表示，那些每周写1次感恩日记的女性，比每周写3次的人更觉得幸福。因此，要找到适合你的次数，以免让它成为负担。

④以高兴的心情多做好事。一天做一件好事能使人变得幸福和快乐。当然，做善事不必事先计划，一些举手之劳和微不足道的小事都会让你得到意外的回报。如果你不能每天做一件好事，也不必烦恼，做到本性善良就有收获。

艾滋病防治知识 25

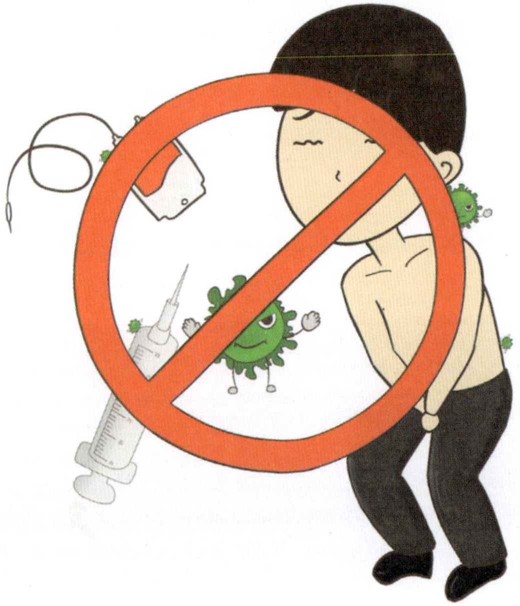

明知自己患有艾滋病或者感染了艾滋病病毒，却故意传播艾滋病病毒，有以下行为之一，都是违法的。

①没有使用避孕套与他人发生性行为，如柳州市一名卖淫女熊某明知自己患有艾滋病，仍与嫖客进行性交易，最后被法院判刑并罚款。

②与他人共用注射器吸毒。

③卖血。

④用装有或粘有艾滋病病毒血液的针管捅伤、扎伤他人。

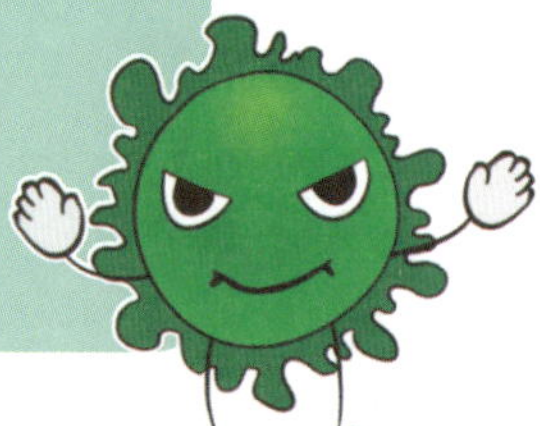

（二）生活环境和谐

1. 生活环境养生

所谓生活环境养生是指空气、水源、阳光、土壤、植被、住宅、人文等因素综合起来所形成的有利于人类生活和工作的外部条件。

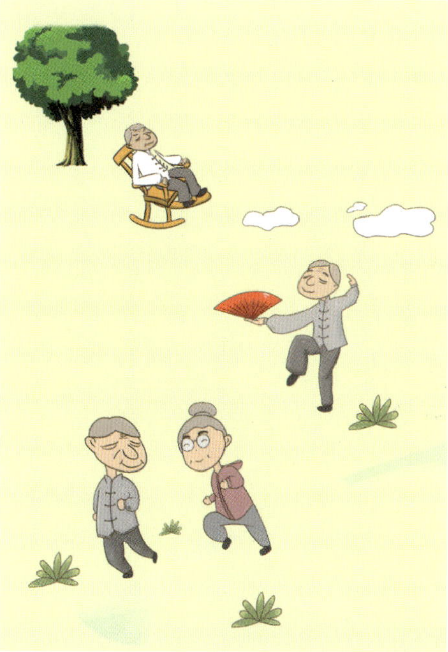

在中国传统哲学里，人与自然的关系是一个有机统一的整体。适宜的生活环境可以保证工作和居住的正常进行，促进人类的健康长寿，有利于民族的繁衍兴旺。反之，如果对人类生产和生活中产生的各种有害物质处理不当，不仅损害人体健康，还会产生远期潜在的危害，威胁子孙后代。流行病学研究证明，人类的疾病70%～90%与环境有关。人类若想健康长寿，就必须建立和保持与外在环境的和谐关系。

2. 风水与养生

古代中国人十分强调人与自然的和谐关系，认为万物都孕育着生命，都具有适合其存在的最佳环境和条件。作为万物之灵的人类，则有创造利于延年益寿、养生保健的理想环境的能力。

中国古老的风水术，剔除其中的迷信成分，就是探讨如何寻找并提供这种环境的理论和艺术。风水，又称堪舆。“风”与“堪”指天道，是人周围的天文条件；“水”与“舆”指地道，是人周围的地理环境。风水实际上是中国人的天地观或自然观，它强调的是人与自然的和谐相处，而不是一味地去“改造”破坏环境。在一定意义上，风水术是集地质地理学、生态学、建筑学、伦理学、美学等为一体的综合性、系统性很强的古代建筑设计理论。

中医学认为，自然环境的优劣直接影响人的寿命。因此要求人们除了尽可能主动地适应自然环境的变迁外，还要积极主动地改造自然环境，从而创造适宜的环境，提高健康水平，减少疾病的发生。《黄帝内经》曾指出，居住在空气清新、气候寒冷的高山地区的人多长寿，居住在空气污浊、气候炎热的低洼地区的人多短命。孙思邈在他的《千金翼方》中也提到，只要住在背山邻水、气候清爽、土地肥沃、泉水清冽的地方，就能保证住户安宁。而且孙思邈也身体力行，据史料记载，他在老年时选择了山清水秀的环境，造屋植树，种花修池，至百余岁方才驾鹤西去。自古僧侣皇族的庙宇行宫，多建在高山、海岛、多树林的风景优美之地，说明我国人民对于理想的养生环境的选择是有独到认识的。

3. 居住环境和谐

居住环境对老年人养生来说十分重要，家庭中创造一个宁静舒适的环境，有利于老年人身体健康长寿。以下是适合老年人居住环境的六大要求。

①温度。室内温度以18~20℃为宜。室温过低，老人易着凉、感冒；室温过高，容易使人疲惫、精神不振。

②湿度。居室内最佳湿度应是50%~60%。湿度过大，会使人感到潮湿、气闷；而空气过于干燥，人体会蒸发大量水分，易引起皮肤干燥、口干、咽痛等不适，尤其老年呼吸道感染患者会因痰不易咳出而加重病情。

③通风。早晨开窗通气，可排出室内废气，让新鲜空气补充进来。一般居

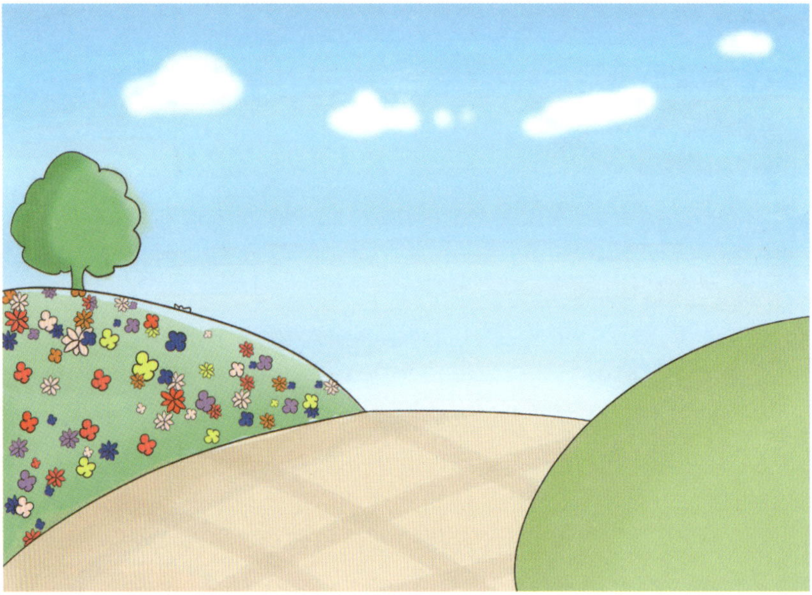

室开窗20~30分钟，室内空气即可更新一遍。

④噪声。研究表明，噪声50~60分贝时，一般人就会有嘈杂感。对有心脏病的老年人来说，安静则是一种治疗手段。家庭中创造一个宁静、幽雅的环境，利于老年人休养。

⑤采光。室内阳光照射对老年人尤为重要。让阳光直接照射室内，能给人以舒适感，阳光中的紫外线还有消毒、杀菌作用。

⑥床铺。老年人应选用硬床，以睡在床上感觉床垫不下陷为好。床的高度应在膝盖以下，与小腿长度相等，过高或过低都会使老人感到不便，增加摔倒的机会。

4. 中老年人不宜多呆的环境

①空气污浊的环境。空气污浊的环境不仅指垃圾堆、臭水沟、化粪池等肮脏不洁的场所，也包括人群聚集的影剧院、歌舞厅、会场、商场等场所。由于人体散热、散湿、呼吸和其他排泄活动，这些活动场所的空气会变得十分污浊。

②人声嘈杂的环境。在固定空间里，单位面积内的人口密度不断增加，人们的谈话声、吵闹声汇合在一起构成很大的噪声。老年人若久处在这样的环境里，容易产生烦躁情绪，诱发各种心血管疾病。

③白天无声的环境。噪声有害健康，但如果环境过于安静，尤其是白天，周围一点声响都没有，则容易让人产生不安全感、孤独感，甚至恐惧感，对身心健康同样不利。因此，老年人的居住地不宜过大、过旷，周围要有邻居相伴，家中无其他人时，不妨打开收音机或电视机，人为制造出一些响声来。

④光线昏暗或刺眼的环境。如果采光不合理，室内照明度不够，加上老年人视力下降，不但容易跌倒摔伤，还会影响老年人的心理健康。但环境光线过于刺眼也不好，除有损视力、易产生眼花外，还可能使情绪过于兴奋，从而影响睡眠。

⑤色彩纷杂的环境。老年人对色彩的快速辨识能力下降，如久处于色彩纷杂的环境中，因判断失误而发生跌倒的可能性会增大。老年人卧室里的色彩宜质朴自然，不能装饰得五颜六色。

⑥气候条件恶劣的环境。老年人生理机能下降，对抗外界恶劣环境的能力亦明显下降，因此应尽量避免处于雨、雪、冰雹等恶劣气候环境中。

⑦建筑物密乱的环境。建筑物密乱的环境会造成老年人心理上的不安、烦躁，缺乏安全感，易情绪激动。

⑧刺激惊险的环境。各种紧张的体育比赛、惊险的杂技表演，以及游乐场里的过山车等娱乐项目，在使人们兴奋、紧张的同时，也会刺激人体交感神经，使心跳加快，血管收缩，血压升高。

艾滋病防治知识 26

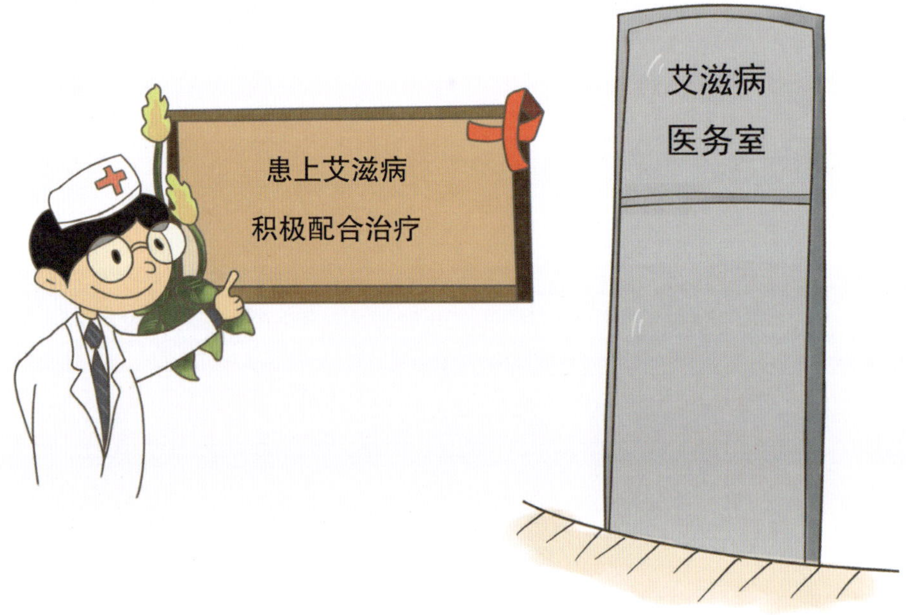

患上艾滋病，主动配合医务人员进行随访管理，能获得一定程度的医疗费用减免、及时有效的治疗信息、生活救助信息和心理辅导、支持等帮助。

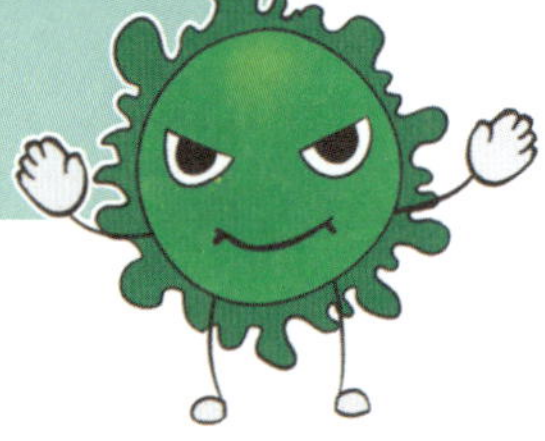

（三）练就好身板

1. 生命在于运动

“生命在于运动”，这是一句耳熟能详的至理名言。生命对于我们每个人而言既是宝贵的，也是脆弱的。人生苦短犹如白驹过隙。珍惜生命，自然离不开运动。而运动本身就是人们预防疾病、消除疲劳、获取健康长寿的重要途径。

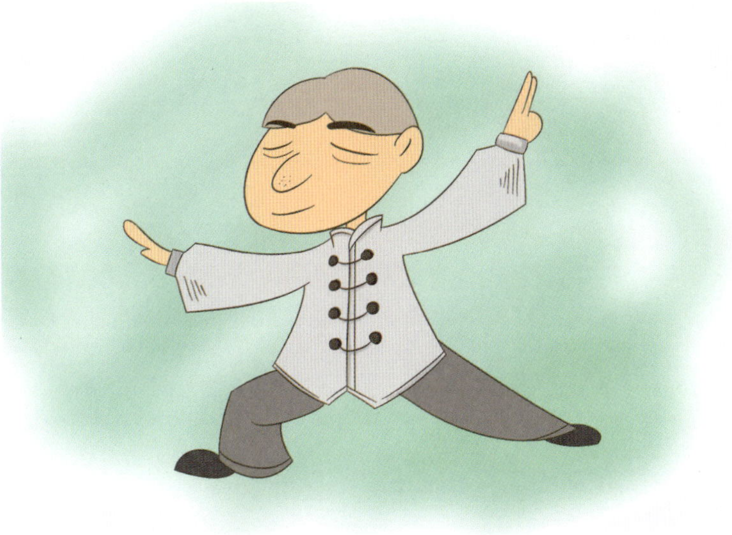

中老年人可常做的有氧运动有快步或慢步行走、慢跑、走跑交替、上下楼梯、骑车、游泳等。还可以参加瑜珈练习、健身舞、健身操、扭秧歌、打太极拳等强度低、持续时间长、不需要较高技巧的运动。运动在于锻炼，锻炼贵在坚持。

另外，不可忽略脑子也是“用进废退”的。“勤于用脑”与“勤于锻炼”同样重要。下棋打牌、读书看报、笔耕著述、思考问题，意在健脑，过分安逸、闲散的生活不符合生命的意旨。适时锻炼大脑的活动中心，使血液从情绪中心流泻出来，人就会变得较理性，而且比较能接受积极的思想。

总之，运动是保证人体代谢旺盛的重要因素。《吕氏春秋·尽数篇》说：“流水不腐，户枢不蠹。形气亦然，形不动则精不流，精不流则气郁。”而华佗更进一步指出：“人体欲得劳动，但不当使极身。动摇则谷得消，血脉流通，病不得生，当譬犹户枢，终不朽也。”诸如此类的论述，都强调要重视运动锻炼。

2. 运动的十个好处

一是提高肺活量。

二是提高胰岛素敏感度，稳定血糖。

三是稳定血脂水平。

四是降低血压。

五是改善血小板聚集。

六是提高心脏功能。

七是提高免疫力。

八是使人体不易发炎。

九是降低患肥胖症的概率。

十是减轻心理负担。

3. 中老年人运动锻炼的原则

①因人而异。中老年人在选择锻炼方法和安排运动强度时，应根据性别、年龄、职业、健康状况，以及对锻炼的爱好和原有基础、生活条件等情况来确定。锻炼项目应使全身都能得到活动，动作缓慢柔和，如慢跑、散步、打太极拳（剑）、打门球等。在安排运动强度时要量力而行，切忌运动量过大，以确保安全。从主观感觉来说，合适的运动强度应该是锻炼后睡眠正常、食欲良好、精神振奋、情绪愉快。

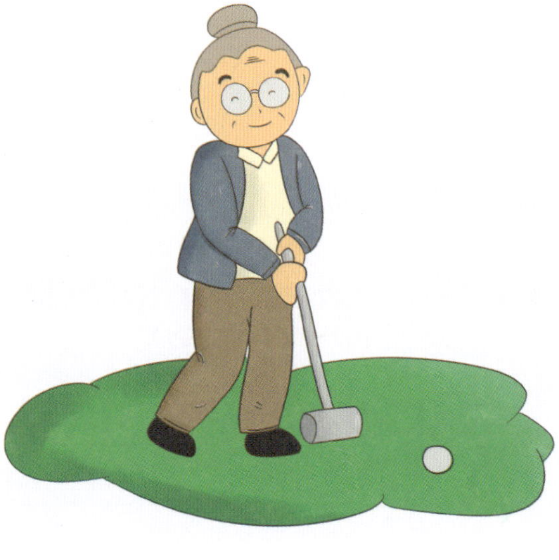

②持之以恒。日本科学家曾观察到，让受试者每周进行3次步行锻炼，15周后最大摄氧量增加到12%；然后中止运动6个月，最大摄氧量恢复至

和锻炼前相近。人的组织器官是“用进废退”的。坚持经常锻炼，可以促进新陈代谢，使肺活量加大，心血管功能增强。如果长期不锻炼，各器官系统的机能就会慢慢消退，体质也会逐渐衰弱。因此，坚持经常锻炼是收到良好效果的重要条件，在时间安排上可每天进行锻炼，也可每周3~4次。

③循序渐进。人体机能的提高有一个逐渐适应与发展的规律。中老年人新陈代谢功能相对较弱，各器官系统机能的适应能力相对较差，锻炼者对活动方法和运动负荷等应逐步合理地提高要求，以获得更好的效果。一个没有锻炼基础的人，开始时应选择散步、短距离慢跑或走跑交替等活动，然后再从时间、距离、强度上逐渐提高。已有锻炼基础的人也要注意合理的运动负荷，逐渐加大运动量和强度，不断提高运动能力。

④娱乐健身。中老年人在选择适合自己的运动项目时，要考虑既调节精神，又丰富文化生活的体育活动。不要长时间只参加某一项目，或只锻炼身体的某个部位。要选择一些适合中老年人参加、娱乐性较强的项目，提高自己参加活动的兴趣，在愉悦中得到锻炼。

⑤合理安排。中老年人在进行体育锻炼中，要经常检查身体（最好建立健康档案），防止潜藏着一些平时未曾发现的不良因素，以免造成不必要的伤害。平时要经常检查血压、脉搏、体重等，定期到医院体检；要有良好的生活习惯，作息时间要规律化，不吸烟，不酗酒；体育锻炼要与自然锻炼（日光浴、空气浴、水浴等）相结合；根据需要合理安排有营养的饮食，以确保体育锻炼更好地促进身体健康和身心愉快。

4. 中老年人运动锻炼四忌

一忌进行负重练习。由于中老年人运动器官的肌肉已逐渐萎缩，韧带的弹性减弱，骨骼碳质成分增多，关节活动范围受到限制，如进行负重锻炼，容易发生骨折骨裂，损伤关节、肌肉和韧带。

二忌进行屏气锻炼。中老年人的呼吸肌力量减弱，肺的纤维结缔组织增多，肺泡的弹性降低，如果在体育活动时屏气，易损坏呼吸肌和导致肺泡破裂而发生支气管咯血等现象。

三忌快节奏的运动锻炼。由于中老年人的心肌收缩力减弱，血管壁弹性下降，管腔狭窄，血液阻力增大，势必使心脏负担加重。又由于中老年人呼吸系统的功能已经减弱，肺活量和通气量都会减少而供氧不足，如快速运动则耗氧加大，极易导致缺氧头晕现象。尤其患有心脏病和高血压的患者，快速运动会促使脉搏频率和血压骤然升高而发生意外。

四忌进行抗争活动和竞赛。因抗争活动和竞赛会引起神经剧烈兴奋，同时抗争活动会产生付出自身最大能力的获胜心，这种情况会使中老年人在生理和心理上产生力不从心的矛盾，导致一些患心脑血管疾病的人发生严重的后果。

5. 运动养生十八式

第一式：发常梳。两手十指自然微屈成爪形，从头部前面向后方轻轻地梳发，反复做36次。能防治高血压、头晕头痛，提高智力。

第二式：目常运。两眼睁开，眼珠慢慢地向左右、上下、远近各活动18次，再向顺时针和逆时针方向各转动18次。能防治眼病，提高视力。

第三式：面常浴。两眼轻闭，先将两手掌前后搓动24次，随后将两手掌面从鼻旁两侧向上按摩到前额，又向两侧分开按摩到太阳穴，再向下按摩到下颌，反复浴面18次，最后两眼睁开。能防治面部疮疖，消皱美容。

第四式：鼻常揉。用两手中指指面放在鼻孔旁的迎香穴上，轻轻地揉按48次。能防治感冒、鼻炎。

第五式：齿常叩。先叩上下门牙48次，后叩两侧大牙48次，叩的力量不宜太大，以轻轻作响为度。能防治牙病，提高智力。

第六式：舌常搅。口唇轻闭，先将舌头放在牙齿外面、嘴唇里面，按顺时针和逆时针方向慢慢地转动，各做9次。能防治牙周炎，提高语言能力，增加唾液。

第七式：津常咽。当搅舌后，口腔中的唾液较多时，要分3次，用意念诱导慢慢地吞咽到小腹部。能防治口腔炎，帮助食物消化吸收。

第八式：耳常弹。口腔微闭，将两手掌心捂住两侧外耳道，十个手指放在后脑部，用食指指面压在中指指背上，轻轻地滑弹后脑部24次，可听到“咚咚”的响声。可防治耳病，提高听力。

第九式：头常抬。头部由前向后慢慢抬起，反复做24次。能防治颈椎病、头晕头痛。

第十式：胸常撸。两手掌面在胸部自上而下反复撸胸24次。能防治咳喘症、心脏病、忧郁症。

第十一式：腹常摩。两手掌心重叠放在肚脐中央，先在肚脐周围按顺时针方向小范围摩腹12次，再大范围摩腹12次，随后按逆时针方向大范围摩腹12次，再小范围摩腹12次。能防治肝、胆、胃、肠、胰、盆腔诸病。便秘宜顺时针摩腹，腹泻宜逆时针摩腹。

第十二式：腰常转。将两手掌心轻轻地放在两侧腰部的肾俞穴上，指尖朝下，慢慢地向顺时针和逆时针方向各旋转3次，随后以脊柱为轴，再向左侧和右侧各转腰3次。能防治腰椎病、腰肌劳损、肾脏病。

第十三式：丹常养。两目轻闭，两手掌心重叠放在肚脐下方小腹部，意念轻轻地集中在小腹部约5分钟。能提高人体的精力、体力、智力、免疫力、活力。

第十四式：肛常提。吸气时慢慢地收腹提肛，呼气时慢慢地鼓腹松肛，反复做20次。能防治痔疮、尿频尿急、小便失禁、大便失禁。

第十五式：肩常摇。两手臂由下、向后、向上、向前，再向下摇动做20次。能防治肩周炎、上肢酸痛麻木。

第十六式：膝常蹲。两膝稍屈、伸直，上下蹲膝反复做20次。能防治膝关节炎，增强下肢肌力。

第十七式：腿常跷。一侧下肢着地，另一侧下肢伸直上跷，固定在一定高度，约5分钟，两腿交替做。能防治下肢肌肉萎缩，增强下肢活动力量。

第十八式：跟常颠。两脚跟慢慢踮起后用力下颠，反复做7~10次。能防治多种慢性病，提高体力、智力。

艾滋病防治知识 27

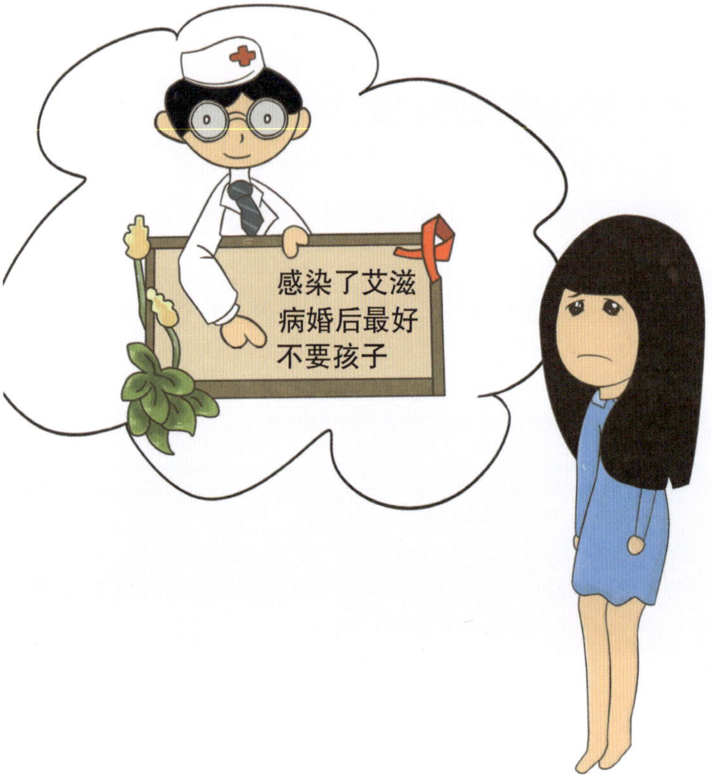

感染了艾滋病，结婚后最好不要孩子。如果您和您的爱人特别希望怀孕生育，首先要认真考虑孩子出生后可能面临感染艾滋病。一定要征求医生的意见，由医生根据情况判断是否适合怀孕和分娩，听医生的建议，配合各种检查和治疗，可以降低孩子出生后被感染的风险。

南宁市第四人民医院母婴阻断电话：5638945、5630916

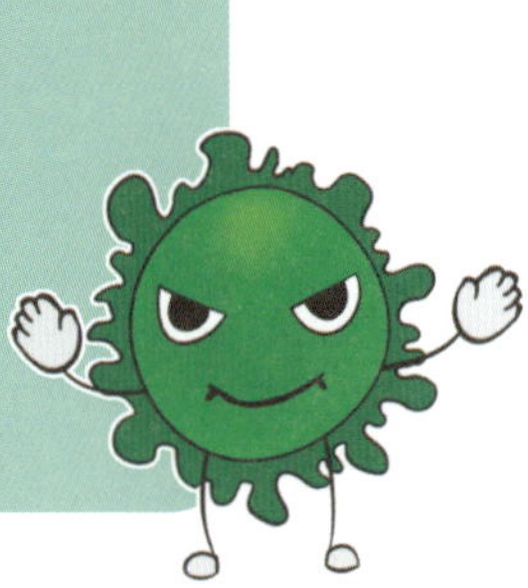

（四）调养好身体

1. 老年人营养平衡

老年人的营养要求和成年人基本相同，但由于老年人生理、心理以及免疫机能上的变化而有其特殊性，因此，饮食上也应顺其自然。老年人的膳食应注意：

①应适当限制总能量的摄入。适当限制总能量的摄入，但蛋白质的供给必须充足，尤其应注意食物的用量和消化吸收率。如黄豆，其蛋白质含量高、质量也好，但老年人咀嚼不便，最好食用豆制品，如豆浆、豆腐、豆腐干等。每天饮200毫升豆浆可得蛋白质6克。鸡肉不仅蛋白质含量高，而且肉质松软，脂肪分布较均匀，较易消化。鱼肌肉纤维较短，含水分多而含饱和脂肪少，肉质细嫩，蛋白质消化率高达87%~98%。因此，鸡、鱼更适合老年人食用。粮食的蛋白质含量不高，但因是主餐，进食量较大，如200克面粉可提供20克蛋白质，因此可作为蛋白质的来源之一。但老年人对面粉的净利用率低于青年人。如主副食搭配适宜，在吃粮食的同时注意适当食用豆制品或动物性食物，就可以充分发挥蛋白质互补的作用，提高食物的营养价值。

②每天脂肪总摄入量应限制在总热量的20%~25%。老年人所需的亚油酸等不饱和脂肪酸与饱和脂肪酸应保持适当的比例，一般以1.25：1为宜，因此宜选用植物油及饱和脂肪酸少的瘦肉、鱼肉、禽肉，不宜多吃肥肉及猪油、牛油。

③应充分供给富含钙、铁及维生素A、维生素B_2、维生素C的食物。富含钙的食物有虾皮、芝麻酱和乳制品等。乳类含有营养价值较高的蛋白质和钙，也是维生素A、维生素B_2的良好来源，只是含铁较少。新鲜绿叶蔬菜及红色、黄色瓜果（如胡萝卜、南瓜、杏子等），含维生素A、维生素C较丰富，也宜多选用。海带、紫菜中钾、碘、铁的含量较多，对防治高血压、动脉硬化有益。经常食用贻贝、淡菜、海带、蘑菇、花生、核桃、芝麻等，可增加必需微量元素锌、硒、铜等的摄入量，也有助于防治高血压和动脉硬化。

④应适当选用粗粮。如小米、玉米、燕麦、红薯等。粗粮面包比精白面包具有更高的营养价值，其含维生素B_1较多，有助于维持老年人良好的食欲和消化液的正常分泌，同时其所含的食物纤维可刺激肠道使蠕动增加，可防止因食物纤

维不足而发生大便干燥，甚至便秘等。

另外，由于老年人牙齿脱落，往往咀嚼不好，消化吸收功能差，菜肴烹调应使之既易于消化，又能最大限度地保存食物中原有的营养成分。膳食安排以少食多餐为宜，一天可三餐主餐，两次加餐。食谱应多样化。早餐要注意质量，晚餐量不宜多并注意清淡。还应忌烟、酒、咖啡和辛辣刺激性强的食品。总之，均衡膳食是增强老年人体质和延缓衰老的基础。

2. 健康饮食原则

①主食与副食。通常我们所说的主食是指米、面、杂粮等，副食是指肉、蛋、菜等食物。主食和副食二者缺一不可。有人提倡多食肉少吃粮，这不符合养生之道。有人要减肥，只吃主食，不吃副食，结果适得其反，多余的淀粉在体内会分解成葡萄糖，并转化为脂肪储藏起来。有人觉得主食没有营养，不吃正餐，饮食无常，零食不断。这些都不符合饮食养生的要求。

②细粮与粗粮。吃粗粮成了近年来的一种新时尚。很多人喜欢吃粗粮，认为它营养价值高、入口感觉好，而且对牙齿、面部肌肉等都比较有益。可是粗粮虽好，也不宜多吃，因为其含有过多的食物纤维，会影响人体对蛋白质、无机盐以及某些微量元素的吸收，甚至还会损害到人体的生殖能力。日常饮食，细粮与粗粮的比例控制在4：6最适宜。

③干与稀。每餐饮食都应该有干有稀。有的人图省事只吃干食，不仅影响肠胃吸收效果，也易引起营养成分的比例失调。当然餐餐吃稀的，也不是良好习惯。营养专家建议，胖人先稀后干，瘦人先干后稀。

④荤与素。荤与素二者合理搭配，可以让人既饱口福，又不至于因吃动物性食物过多而增加血液和心脏的负担。中国人的饮食习惯是以植物性食物为主、动物性食物为辅，这样的膳食结构比较利于长寿。

⑤酸甜与苦辣。多吃苦辣食物，少吃酸甜食物。

3. 饮食与养生

（1）食物五色应五脏

食物的色彩既显示了食物的质地，同时也与人的健康关系密切。食疗中就有“五食各应五色，五色各有五味，依色调理饮食”之说。

①绿色护肝。绿色食物含维生素C丰富，常吃对肝脏有利。民间有一种说法，几天不吃绿叶菜的人容易上火，因为青色入肝，性多寒凉，有解毒平肝、清热泻火的功效。

②红色暖胃。畜肉因含有肌红蛋白而呈红色，亦称红肉，性温热，有散寒

暖胃、温补气血的作用。肉类含有蛋白质和脂肪，可向人体供给较多的热能。但肉类作为湿热之物，多食对健康不利，要适量进食。另外，红色的西红柿也含多种维生素、无机盐和有机盐，有健胃消食的功效。

③黄色入脾。黄豆、南瓜、胡萝卜、柑橘等呈黄色，味甘入脾，补益安中，理气通窍。这些食物大多含有天然色素—胡萝卜素，进入人体内可以转化为维生素A，有维护上皮组织健康、保护视力、抗氧化等多种功效。

④黑色补肾。肾为先天之本、生命之源。黑米、黑豆、黑芝麻、乌鸡、甲鱼、黑木耳、香菇、黑枣、海带、紫菜等，都有补中益气、固肾延年的作用，特别对机体渐渐出现衰退现象的中老年人，应该多食黑色食物。

⑤白色润肺。银耳、百合、莲子有温肺止嗽、益气滋阴的功效。白色的牛奶、豆浆富含蛋白质和钙，是营养型食物，宜每天进食。大米和小麦含淀粉和蛋白质，为人类的主食，亦需每天食用。但冬瓜相比于南瓜，银耳相比于黑木耳，白萝卜相比于胡萝卜，白薯相比于红薯，蛋清相比于蛋黄，则多少显示出白色食物在营养上略显单薄。因此，白色食物最好作为配料与其他有色食物搭配食用，以求取长补短。

（2）食物四性五味

传统饮食养生学侧重于根据食物的“性味归经”来调节人体阴阳，滋养五脏六腑和预防疾病。因此，在传统养生学中，食物也根据其“性味归经”而分为不同的类型。

①食物按其“性”可以分为热、温、平、凉、寒五类。日常食用的食物中，以平性食物居多，温热者次之，寒凉者最少。

热性食物：鳟鱼、肉桂、辣椒、花椒、胡椒等。

温性食物：糯米、高粱、板栗、大枣、核桃仁、杏仁、韭菜、小茴香、香菜、南瓜、生姜、葱、大蒜、桂圆、荔枝、木瓜、樱桃、石榴、乌梅、香椿、佛手瓜、鳝鱼、鳙鱼、鲢鱼、虾、海参、鹅蛋、鸡肉、羊肉、狗肉、鹿肉等。

平性食物：大米、玉米、花生米、黄豆、蚕豆、赤小豆、黑豆、豌豆、扁豆、红薯、马铃薯、芋头、莲子、榛子、芡实、香菇、银耳、黑木耳、白菜、荠菜、大头菜、圆白菜、胡萝卜、洋葱、李子、无花果、葡萄、黄鱼、鲳鱼、青鱼、鲤鱼、鲫鱼、鳗鲡鱼、泥鳅、鸡蛋、牛奶、牛肉、猪肉、鹅肉、龟肉、鳖肉、鸭肉等。

凉性食物：小米、大麦、小麦、荞麦、薏苡仁、绿豆、豆腐、菱角、蘑菇、茄子、白萝卜、冬瓜、丝瓜、油菜、菠菜、苋菜、芹菜、橘子、橙子、苹果、梨、鸭蛋等。

寒性食物：苦瓜、西红柿、黄瓜、蕨菜、竹笋、茭白、莲藕、荸荠、甘蔗、柿子、香蕉、桑葚、西瓜、甜瓜、紫菜、海带、蛏肉、田螺等。

②食物按其“味”可分为辛、甘、酸、苦、咸五类。五味之中以甘味食物最多，咸味食物和酸味食物次之，辛味食物更少，苦味食物最少。

甘味食物：米面杂粮、蔬菜、干鲜水果、鸡鸭鱼肉类等。

酸味食物：西红柿、山楂、葡萄、杏、柠檬、橙子等。

辛味食物：生姜、大葱、洋葱、辣椒、韭菜等。

咸味食物：海产品、猪肉、狗肉、猪内脏等。

苦味食物：苦瓜、苦菜等。

正常饮食应以甘味食物为主，兼以其他四味调和口感。气候寒冷或外感风寒时，可适当增加辛热食物的食用，以祛寒解表。气候炎热或患有热性病时，可适当增加一些苦味食物或寒性食物，以清热降火。饮食中略佐以酸苦味食物，可开胃消食，酌加咸味食物有补肾益精的功效。

③食物的“归经”，是指不同的食物分别对机体五脏六腑产生不同的滋养和治疗作用。传统养生学认为，小麦、绿豆、赤小豆、西瓜、莲子、桂圆等归心经，有养心安神的功效；小米、大米、黄豆、薏苡仁、山楂、苹果、大枣等归脾经，有健脾益胃的功效；西红柿、樱桃、油菜、香椿等归肝经，有舒肝理气的功效；白萝卜、胡萝卜、芹菜、柿子、生姜、大葱等归肺经，有益肺解表的功效；禽蛋肉类、桑葚、黑芝麻、枸杞子等归肾经，有补肾益精的功效。传统养生学还将食物分为不同的类型，用于补养的食物主要有以下四大类。

补气类食物：大米、小米、黄米、糯米、大麦、小麦、黄豆、白扁豆、豌豆、马铃薯、红薯、山药、胡萝卜、香菇、鸡肉、牛肉、兔肉、青鱼、鲢鱼等。

补血类食物：胡萝卜、桂圆、荔枝、桑葚、血豆腐、动物肝脏、动物肉类、海参、甲鱼等。

补阳类食物：韭菜、刀豆、豇豆、核桃仁、羊肉、狗肉、鹿肉、动物肾脏、鸽蛋、鳝鱼、海虾、淡菜等。

滋阴类食物：白菜、梨、葡萄、桑葚、枸杞子、黑芝麻、银耳、黑木耳、百合、牛奶、猪肉、甲鱼、龟肉、乌贼鱼等。

（3）饮食宜忌

①不同季节的饮食禁忌，即根据不同季节适当选用寒凉、温热、平和等不同类型的食物。如夏季天气炎热，不宜食用辣椒、肉桂等辛热食物，还要适当限制温性肉类的摄入量以免助阳动火；冬季天气寒冷，应忌食寒凉类的食物。

②不同体质的饮食禁忌，即根据人体的不同体质适当选用食物。如体质健

壮者，不宜过多食用膏粱（肥肉和细粮）厚味及辛辣之品；体质虚弱者，少些食用寒凉的蔬菜水果等；因阳虚而有畏寒肢冷、神疲乏力等症状者，应忌食田螺、蟹肉等寒凉之品；阴虚而有五心烦热、口燥咽干等症状者，饮食应以清淡为主，忌食辛辣生热及温热之品。

③不同疾病的饮食禁忌，即根据所患疾病的性质适当选用食物。如热性疾病，忌食辛热食物如羊肉、狗肉、辣椒、花椒等；患有疮痈肿毒者，应禁食鱼虾类食物。

（4）民间谚语

“一天三顿粥，郎中朝我哭。”三伏天酷暑逼人，若能每天以食粥为主，在粳米中加入少许糯米、绿豆、赤豆、莲子、红枣之类，熬出“滋膏”来，佐以清爽小菜或加点白糖，三餐食之，可以解热毒、利小便、止燥渴、养脾胃，实在是好处多多。

“冬吃萝卜夏吃姜，不劳医生开药方。”据《本草纲目》记载：萝卜“顺气和中，练五脏恶气，止咳消痰，益人、健人，乃蔬中之最有利益者”。而生姜则可以“散烦闷，开胃气，除风邪寒热”。这两种食物价钱便宜，且极容易觅得，何乐而不食!

“药补不如食补。”眼下老年保健品和形形色色的滋补品多如牛毛，让人无从选择，一是长期服用需要经济上有一定的承受能力，二来对其所宣传的功效不敢完全相信。如果在日常生活中注意营养的合理搭配，就能够达到保健的目的。如中老年人容易钙质流失而导致骨质疏松，可常吃焐得酥烂的小排骨熬海带汤，常吃一些海鱼、虾皮之类，补钙效果就很好；冬天适当多吃点鸡肉和鲫鱼，夏天则吃些鹅肉、鸭肉；每天一杯牛奶，餐桌上不乏豆制品、粗纤维食物和新鲜绿叶蔬菜，这些都对身体健康大有裨益。

（五）四季饮食吃出健康长寿

一年分为春、夏、秋、冬四季，一般特点是春温、夏热、秋凉、冬寒。因此，应根据气候和人体的变化，合理调配膳食，做到四季膳食均衡。

1. 春季饮食养生

春季气温由寒转暖，阳气上升，人应适应季节，调养元气，使机体与外界协调统一。在饮食上，应由冬天的膏粱厚味转为清温平淡。主食可多选用大米、小米、赤小豆等，而羊肉、牛肉、鸡肉等温热性食物不宜过多食用。冬季蔬菜较少，人体摄入的维生素往往不足，春季蔬菜品种增多，应多选些新鲜的绿叶菜，如小白菜、油菜、菠菜、芹菜等，以补充维生素的不足。另外，应少吃含高脂肪的食物及刺激性食物，更不宜喝度数高的烈性酒。

2. 夏季饮食养生

夏季气候炎热，人的胃纳功能差，加之出汗较多，膳食应清淡可口，并注意补充体液。应设法增进食欲，在饭菜的色、香、味上多下功夫，少吃肥肉等油腻食物，可多选择瘦肉、鱼类、豆制品、咸蛋、酸奶等食物，以补充蛋白质的不足。同时多食用绿豆粥、新鲜蔬菜和瓜果。烹调时，以食物不油腻、易消化为原则，多吃些凉面、凉菜、粥类、汤类食物，还可选用一些清热解暑的食物搭配食用。

3. 秋季饮食养生

秋季天高气爽，气温由热转凉，人体消化能力逐渐增强，食欲增加，宜吃生津食物，膳食应有足够的热能。秋季各种动物肉肥味美，蔬菜瓜果品种齐全，在膳食调配上，只要注意种类的多样化，搭配合理适当即可。调味品可适当选用些辛辣食物，如辣椒、胡椒等。由于秋季天气由热转凉，在饮食上应注意不要多吃生冷的食物，并加强饮食卫生，预防肠道传染病。

4. 冬季饮食养生

冬季气候寒冷，膳食应有充足的热能，以抵御严寒。冬季是进补的佳季，可多吃些热性食物如牛肉、羊肉、红枣、桂圆、板栗等；还可增加一些厚味食品，如炖肉、火锅、油炸食物等，但不可过量，否则会使血脂升高、血液偏酸性，对身体不利。此外，冬季蔬菜品种较少，北方多为储存菜，应特别注意多吃些绿叶菜、豆芽、萝卜等，以补充维生素的不足。调味品可多选辛辣食物，如辣椒、胡椒、葱、姜、大蒜等。

总之，注意四季的饮食搭配，使人体适应气候变化，对增强体质，保健防病大有益处。

艾滋病防治知识 28

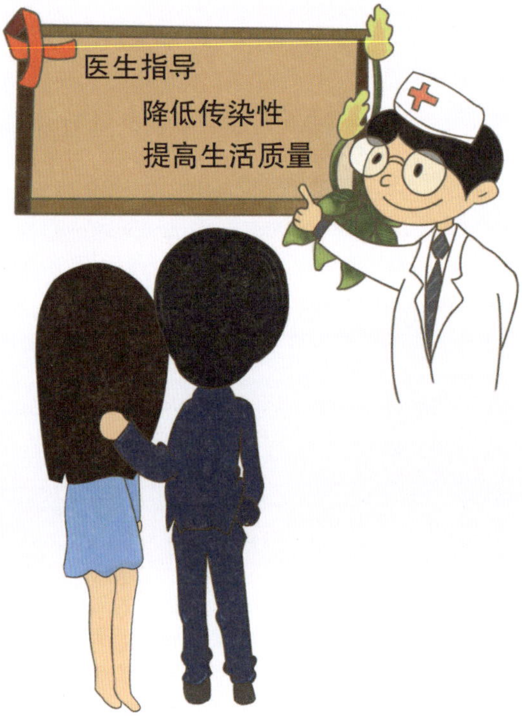

艾滋病目前还不能根治，但在医生的指导、规范有效的治疗下，可明显降低其传染性，提高生活质量，还可以延长寿命。

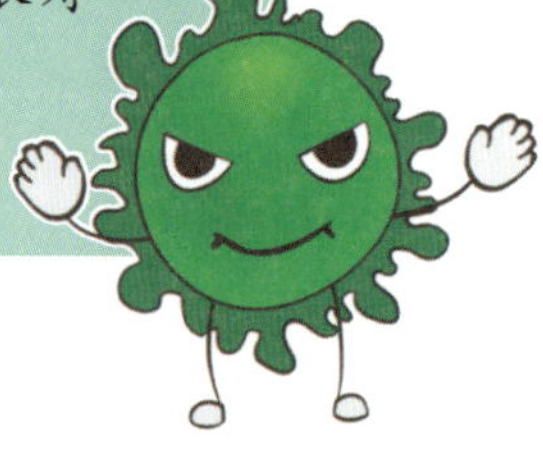

（六）长寿之乡——广西

1. 长寿之乡简介

“中国长寿之乡”是中国老年学学会评选认定的称号。长寿之乡在中国的确定标准是每10万人口中百岁老人达到3位。联合国规定的长寿之乡的标准是每10万人中拥有百岁寿星7.5人。

2010年10月16日，中国老年学学会在广西东兴市举办第三届中国十大寿星、首届中国十大百岁夫妻排行榜揭榜暨中国·东兴“中国长寿之乡”颁牌盛典，广西巴马的瑶族老寿星罗美珍以125岁的高龄居十大寿星之首。新疆维吾尔自治区新源县的维吾尔族老寿星阿西马洪·肉孜和妻子海德恰汗·依拉洪以212岁年龄总和居十大百岁夫妻榜首。

目前，中国老年学学会在全国共认定了32个“中国长寿之乡”。广西已有巴马瑶族自治县、永福县、东兴市、昭平县、岑溪市、上林县、金秀瑶族自治县等7个县（市）获得“中国长寿之乡”称号，成为长寿之乡最多的省（自治区）。

2. 世界五大长寿之乡老人的饮食特点

1991年11月，国际自然医学会正式宣布，苏联的高加索地区、巴基斯坦的罕萨、厄瓜多尔的比尔卡班巴、中国的新疆南疆和广西巴马为全球五大长寿之乡。为研究和探索这些地区的人长寿之谜，苏联、美国、日本及中国的科学家先后到这些长寿地区进行调查研究。

通过调查和研究，科学家认为，这些地区的老人长寿与以下诸因素有关：具有得天独厚的自然条件；坚持合理的饮食起居制度；长期无忧无虑的生活；坚持积极不间断的劳动；遗传基因的作用。

这些地区的人所以能长寿，与他们的饮食习惯和特点有很大关系。据调查，巴基斯坦的罕萨长寿老人日平均摄入总热量为1 600千卡，食粗制面粉、奶和奶制品、水果、青菜、薯类等。南美厄瓜多尔的比尔卡班巴长寿老人日平均摄入热量为1 200千卡，主要食物为牛奶、羊奶、奶酪、马铃薯、西红柿、水果和小麦粗粉。苏联的高加索地区长寿老人日平均摄入热量为2 000千卡左右，多食乳制品、水果、玉米面和粗制小麦粉。中国新疆南疆的百岁以上老人以牛肉、羊肉及奶、蛋类为主食，蔬菜以西红柿、辣椒、洋葱为主，一年四季水果不断。

这些长寿地区的长寿老人每人每天摄入热量平均约1 640千卡，相当于一般人摄入热量的75%左右。这些长寿老人一般是食不过饱，坚持吃粗粮，饭菜清淡。吃粗粮，可以充分利用蛋白质的互补作用，清淡饮食，可以大大降低冠心病、中风和癌症的发病率。再就是多吃水果和蔬菜及具有保健作用的食物。

不吸烟、不喝酒、不挑食、饮食多样化、起居生活有规律，这是新疆南疆长寿老人的一条经验。广西巴马长寿老人过的是青菜淡饭一杯补酒的简朴而有规律的生活。长寿地区的人们始终坚持合理的生活习惯和有节制的饮食习惯。

科学家通过对这些长寿地区的饮食情况研究表明，饮食对长寿起着不可低估的作用。这些地区的人主要习惯低脂肪、低热量、低动物蛋白质和多纤维的食物。主要特点是多样化，烹调有术，荤素兼有，以素食为主，坚持适量，定时；不吃烫食，不吃熏烤食物；少吃盐，少吃大鱼大肉，多吃蔬菜、水果；多喝牛奶、酸奶。有的人爱吃蜂蜜，有的人则爱吃鱼。这些地区的长寿老人多食杂粮，杂粮中含有适量的对人体有益处的多种微量元素。总的原则是不偏食，不暴饮暴食，饮食控制在维持不饥饿的水平上。吃饭时，讲究适宜的气氛，心情愉快，注重细嚼慢咽；讲究卫生，吃新鲜的饭菜，多吃五谷杂粮。这样易于消化，有利于健康，增强免疫力，不至于得病。

至于酒，长寿老人一般都是适度喝，并且主要喝自己加工酿造的水果酒或补酒，从来不喝度数高的白酒，有不少长寿老人从来就不喝酒。长期坚持有节制的、合乎科学的饮食习惯，吃一些有营养而又易于消化的新鲜食物，这些对长寿都起着良好的作用。

我国新疆百岁以上的维吾尔族老人，每天吃水果超过1千克者约有96.76%，一年吃6个月以上者有91.09%；广西巴马人喜欢用火麻油（含亚油酸、亚麻酸）炒菜。这些食品都具有抗癌、抗衰老的作用。

国内外营养学家通过动物试验发现，老鼠日常饮食减少40%，其寿命能延长50%，也就是说限制热量摄入可延缓老鼠的衰老过程，还能推迟或防止所有与年龄有关的疾病，并减少其死亡率。人群调查还发现，日本冲绳岛居民的寿命比日本大陆人的寿命长得多，主要是摄入食物的热量较少，而且吃鱼较多。

为此，科学家认为，如果人的一生选择一种低脂肪饮食结构，并保持营养均衡，许多人就可以长寿。据营养学专家调查，新疆百岁老人的膳食营养属低热量、高维生素的长寿型膳食营养结构。

长寿老人由于坚持合理和科学的饮食习惯，他们的新陈代谢衰退缓慢而平稳，使得身体的器官系统不会过早发生衰老。

专家们的见解是，长寿老人身体内具有非常强的免疫力，所以他们很少得病，即使得病也是很轻的。如患上感冒或遇有发烧，用点土方草药就能治好，不需吃药打针。

3. 第一长寿之乡：广西巴马

2000年第五次全国人口普查时，广西巴马有3 160位80~99岁的老人，76位百岁以上的寿星，其中最大的是116岁，每10万人中有百岁以上长寿者30.98人，居世界第一。

研究表明，巴马人长寿的主要原因是那里的自然环境好，水和空气质量上乘，无污染，长寿老人大多长期食用无任何激素的天然生态食物，素多荤少。巴马长寿老人有一个共同的特点，从不择吃、偏食，平时家里有什么就吃什么，最喜欢吃的还是当地的野菜和玉米粥等。他们晚婚晚育，生活有规律，性格开朗，热情好客，团结友爱，邻里关系好。他们热爱劳动，少一天不劳动就感觉身体不舒服。甲篆乡拉高村现年104岁的谭仕松老人，虽然儿孙满堂，不愁吃，不愁穿，但他每天都坚持上山打猪菜、割马草、打柴火，在家里还做一些力所能及的事。

4. 巴马长寿老人的饮食特点

①粗。长寿老人常年食用香米、玉米、红薯、豆类、大米等粗粮，这是世界五大长寿地区的寿星饮食的一个共同点。他们常年吃粗加工、粗制作的饭菜，而很少尝到细加工的食物，这样的饭菜，营养充足，营养成分被破坏少。

②杂。长寿老人不挑食也不偏食，除以玉米为主，红薯和豆类杂粮为辅外，还配吃多种蔬菜和野菜，不但吃的食物种类杂，而且菜的做法也是以大杂烩为主，常把粮、肉、菜混在一起煮着吃。

③素。他们常年以素食为主，很少吃荤腥，在逢年过节和红白喜事的宴席上才吃上一点鱼肉，而所吃的肉类也都以巴马特产的香猪肉为主。食用油也是以火麻仁植物油为主。

④淡。长寿老人祖祖辈辈养成了吃盐少的习惯，平均每人每天食盐量在3克以下。

⑤鲜。巴马人吃的都是本地产的自然生态作物，没有污染，都是天然的绿色食品。

艾滋病防治知识 29

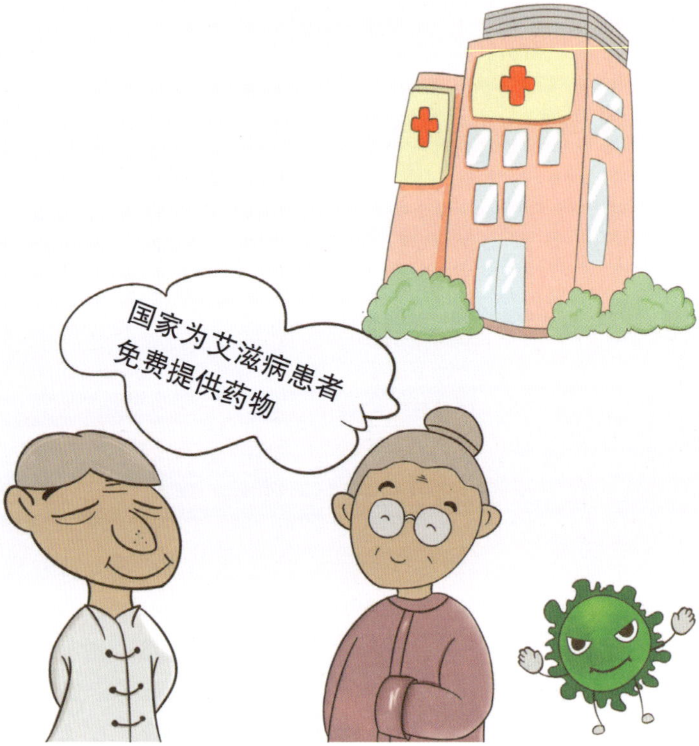

国家为艾滋病患者提供免费的抗病毒药物。患者可以到当地指定的抗病毒治疗点或治疗门诊进行抗病毒治疗，领取免费药物。

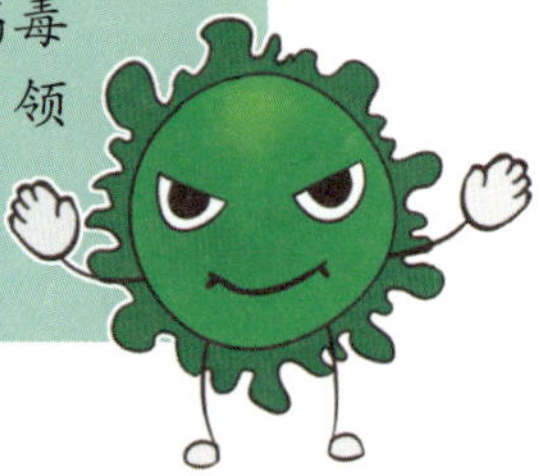

（七）南宁的“后花园”——上林

上林县坐落于大明山东麓，气候宜人，山清水秀，风光旖旎。县城距离广西首府南宁市128千米，被人们称为南宁市的“后花园”。

神秘的北回归线横穿上林县境，造就了上林奇特秀美的自然风光。巍峨绵延的大明山横贯东西，形成了局部气候环流，清水河横贯全县，还有大龙洞水库、木棉水库、南岩水库、东敢水库等51座水库。上林县降水丰沛，境内负氧离子含量极高，年平均气温20.9℃，环境宜人，山水益寿，2006年被列为“国家级生态功能区”。这些天然的养生环境，让上林县成为理想的“避暑胜地”、名副其实的“天然氧吧”，为健康长寿提供了自然环境保障。

中国有句古话，“人生七十古来稀”，但在上林县，却是“万寿龙母千秋地，十里常逢百岁人”。

据统计，上林县现有百岁老人67位，全县长寿率为10万人中有13人，远远超过了10万人中有7人的国际长寿率标准。

2012年，寿星辈出的上林县被中国老年学学会正式授予“中国长寿之乡”的称号。

人们常说，“粗茶淡饭，延年益寿”。在探访的3位百岁老人身上，这句话得到了最好的印证。这3位老太太的生活经历有着诸多相同之处，从她们的故事中或许能找到长寿的答案。

1. 长寿密码之一：邻里和睦，家人团结

云温村的102岁老人陈玉兰的饮食以清淡为主，白糖拌粥是老人的最爱。陈玉兰的孙媳妇说，老人吃东西不忌口，孩子们煮什么，她就跟着吃什么。

陈玉兰也是一位非常乐观的老太太。“把砍的柴挑去卖了，回来的时候就能给孩子买肉吃。”陈玉兰说，她一直到90多岁还亲自进山砍柴。云温村距离上林县城不远，早几年，村民还能时常看到陈玉兰挑着两担青菜走到县城菜市去摆摊。直到最近两年，在孙媳妇的多次劝阻下，她才不再去卖菜。

陈玉兰的孙媳妇告诉记者：“奶奶现在身板还是挺硬朗的，曾孙都是她带大的。”因为爱劳动，老人身体仍很健壮，背不驼，关节不痛。“我现在还住在2楼呢，天天爬楼梯，不信我带你去看。”说着，老人领记者走上2楼去看她的房

间。不用拄拐杖，不用手扶梯，陈玉兰轻轻松松就走上了2楼。

陈玉兰当年从上林县下水源嫁到云温村，才30多岁就守了寡。当时丈夫的两个弟弟尚未成家，她又担起了长嫂如母的责任，帮两个小叔子成了家。一个女人除了要养家，还要照顾丈夫的弟弟，其辛苦可想而知，但老人却从不抱怨。她很肯定地对记者说："与邻居和睦相处，跟家人团结一致，是我得以长寿的秘诀之一。"家长里短，过眼云烟，老人坐在堂前，就宛如一本人生的百科书。"小事情过去就过去了，不要放在心上，"陈玉兰说，"做人一定要善良，闲事莫挂在心上才会健康长寿。"

多年来，陈玉兰和两个小叔子家人始终和和睦睦，他们也对这位勤劳的大嫂照顾有加，子孙对她十分孝敬。

2. 长寿密码之二：吃了一辈子野茶和南瓜汤

南瓜汤是一道简单易做的甜汤，只需将南瓜带皮切成块，加水入锅煮熟即可，但这道最简单的汤却是堆老庄99岁老人卢佃英一家都非常喜爱的菜肴。老人的孙子卢成告诉记者："只要一到南瓜成熟的季节，家里每天都会煮一大锅南瓜汤，当作零食一样，谁想吃就去舀上一大碗。"在没有南瓜的季节里，他们家则青睐于红薯汤。在记者采访时，卢佃英家中正在煮一锅南瓜汤，她还盛情邀请记者品尝。

除了素食杂粮，卢佃英每天都要吃自采自炒的茶。

在自家菜地旁边，有一棵百年老茶树，据说是卢佃英母亲种下的，也不知道是什么品种，老人只管叫它野茶。卢成说，他们一家喜欢喝茶远近闻名，村里的村民每天干活回来，都喜欢到他们家坐着喝茶。卢佃英家这种喝茶的传统已经延续了几代人。令人称奇的是，卢佃英的母亲和奶奶也都活到了百岁高龄。如今，卢佃英仍旧能够穿针引线，亲手绣制瑶族的民族服装。记者去做客时，老人正在绣一幅背带上的图案，动作虽然缓慢，但一针一线都很到位，不一会儿，一朵小花就绣成了。

卢成告诉记者，奶奶的性格十分随和开朗，跟亲戚和邻居的关系都很好。他说，全家人围在一起吃粥、喝茶，听奶奶讲故事的画面，从小就深深烙在了他的记忆里。可能是受奶奶的影响，卢家一直以来都与邻里和睦相处，一家人和和乐乐。

3. 长寿密码之三：喝山泉水，吃玉米红薯

东耀村的黄桂花老人已经104岁了，一共育有10个子女，最小的儿子还是她在52岁高龄时产下的，这使得她的大孙子比自己的小儿子还要大几岁。这么庞大

的一家子，生活开支的维系是一个大问题。

她回忆说，当年丈夫外出做些小生意，婆婆瘫痪在床，这个家都是她在照顾着。“孩子若还没会走路，我就会一直背着孩子，照顾婆婆、下地劳作，背带都不知道断了多少条。”丈夫经营食盐生意，而她除了照顾家里瘫痪的婆婆和年幼的孩子之外，还要做生榨米粉和豆腐去卖，以此补贴家用，并且家中的田地还不能荒废，犁田、耕地，这些活也全都被她揽了下来。

如今，黄桂花家已是五代同堂，最小的玄孙都5岁大了。记者来到她家采访时看到，老人步履虽有些蹒跚，脸上却始终挂着笑容，皮肤依然红润有弹性，完全不像其他古稀老人那般皮肤干瘪、满脸皱纹。

问及从前的时光，老人虽然有点耳聋，但还是能回忆起不少。她笑着向记者讲述了许多年轻时的事：“我们生长在农村，喝的是山泉水，吃的是自家地里产的粮食，以前多以玉米、红薯为主。”而这些玉米、红薯也没怎么再加工，就是整个煮熟后当作全家人的食粮。老人的小儿子告诉记者：“虽然母亲的牙齿现在都已掉光，但装上假牙后她依旧是一日三餐，只是饭吃得不多。”

（八）常用养生保健中医经典名方

1. 玉屏风散

本方来源于《丹溪心法》，由防风、黄芪、白术组成。具有益气、固表、止汗的功效。适用于表虚自汗，易感风邪。

现代主要用于预防反复上呼吸道感染、慢性肾炎易复发、过敏性鼻炎、慢性荨麻疹、病毒性心肌炎、小儿夏季热等。

2. 生脉散

本方来源于《内外伤辨惑论》，由人参、麦冬、五味子组成。宫廷中帝后临终时常用本方救治，具有益气养阴、复脉固脱的功效。后改成液体的生脉饮。

现代应用主要为强心复脉，抗休克，滋补强壮。

3. 四君子汤

本方来源于《太平惠民和剂局方》，由人参、白术、茯苓、炙甘草组成。具有益气健脾的功效，是治疗脾虚证的代表方剂。适用于脾胃气虚，面色萎白，语声低微，四肢无力，食少或便溏，舌质淡，脉细微。

现代广泛应用于临床各科，如慢性浅表性胃炎、消化性溃疡、慢性肝炎以及妇科、儿科等疾患属脾胃气虚者。

4. 补中益气汤

本方来源于《脾胃论》，由黄芪、人参、当归、橘皮、升麻、柴胡、白术、炙甘草组成。具有补中益气、升阳举陷的功效。适用于脾胃气虚，证见发热，自汗出，渴喜热饮，少气懒言，体倦肢软，面色苍白，大便稀溏，舌质淡，苔薄白，脉虚。亦适用于气虚下陷，症见脱肛，子宫下垂，久泻，久痢，久疟等，以及清阳下陷诸症。

现代主要用于发热、反复呼吸道感染、重症肌无力、内脏下垂、疲劳综合征、肿瘤及其放化疗、慢性胃肠炎、肝炎、肾炎、冠心病、低血压或高血压、血管神经性头痛、妇科崩漏带下、前置胎盘、老年性白内障、慢性前列腺增生、乳糜尿、精子活力低下、慢性鼻炎、过敏性鼻炎等病症的调养。

5. 参苓白术散

本方来源于《太平惠民和剂局方》，由莲子肉、薏苡仁、砂仁、桔梗、白扁豆、茯苓、人参、甘草、白术、山药组成。具有益气健脾、渗湿止泻的功效。适用于脾胃虚弱，食少便溏，或泻或吐，四肢乏力，形体消瘦，胸脘闷满，面色萎黄，舌苔白，舌质红，脉细缓或虚缓。

本方能增进肠道的吸收功能，对功能性消化不良也有一定的作用。

6. 逍遥散

本方来源于《太平惠民和剂局方》，由柴胡、当归、白芍、白术、茯苓、甘草组成。具有疏肝解郁、健脾和营的功效。适用于肝郁血虚、脾虚所致两胁作痛，寒热往来，头痛咽干，神疲食少，月经不调，脉弦而虚者。

现代主要用于肝炎、肝硬化、胆囊炎、神经系统疾病、乳腺增生、慢性睾丸炎、前列腺疾病、更年期综合征、月经不调以及眼科、口腔科、鼻科等的疾病。

7. 六味地黄丸

本方来源于《小儿药证直诀》，由熟地黄、山茱萸、山药、泽泻、茯苓、牡丹皮组成。具有滋补肝肾的功效，方中用药三补三泻，补而不腻，是延年益寿的名方。适用于肝肾阴虚、腰膝酸软、头目眩晕、耳鸣耳聋、盗汗遗精、须发早白、听力下降、目暗眼花等症。亦适用于虚火上炎而致骨蒸潮热、手足心热，或消渴，或虚火牙痛，口燥热，舌红少苔，脉细数。

现代主要用于慢性肾炎、肾病综合征、高血压、糖尿病、神经衰弱、甲状腺功能亢进、库欣综合征、不育症以及肿瘤防治等。

8. 龟龄集

本方为明代方士邵元节献给嘉靖皇帝的养生延寿方剂。全方由鹿茸、穿山甲、石燕子、雀脑、海马、淫羊藿、炙甘草、当归、菟丝子、枸杞子、杜仲、肉苁蓉、锁阳、牛膝、补骨脂、茯苓、熟地黄、生地黄、菊花等30多种药物组成。具有温肾补阳、补益气血、补阳固肾、运脾滋肝、添精补脑、强健筋骨的功效。适用于老年下元不足、肾阳虚弱、腰膝冷痛、头晕耳鸣、记忆力减退、气喘咳嗽、五更泄泻等症。

9. 清宫寿桃丸

本方原名蟠桃丸，是清代宫廷的药方。由鹿茸、狗肾、人参、麦冬、当归、五味子、益智仁、酸枣仁等药物组成的水丸。具有补肾益元、滋阴壮阳、补益气血的功效。适用于肾虚衰老、头晕乏力、记忆力减退等症。

10. 清宫长春丹

本方是根据清代宫廷方长春益寿丹研制而成。全方由人参、枸杞子、杜仲、山萸肉、生地黄、熟地黄、山药、菟丝子、肉苁蓉、天冬、麦冬、茯苓、柏子仁、远志、五味子、当归、白芍等24味药物组成。具有补益强壮、延缓衰老的的功效。适于中老年人调养之用。

11. 七宝美髯丹

本方来源于《医方集解》，由何首乌、茯苓、牛膝、当归、枸杞子、菟丝子、补骨脂等组成。具有补益肝肾的功效。适用于肝肾不足、须发早白、牙齿松动、梦遗滑精、腰膝酸软等症。

现代主要用于再生障碍性贫血、男性不育症、更年期综合征、慢性迁延性肝炎等。

艾滋病防治知识 30

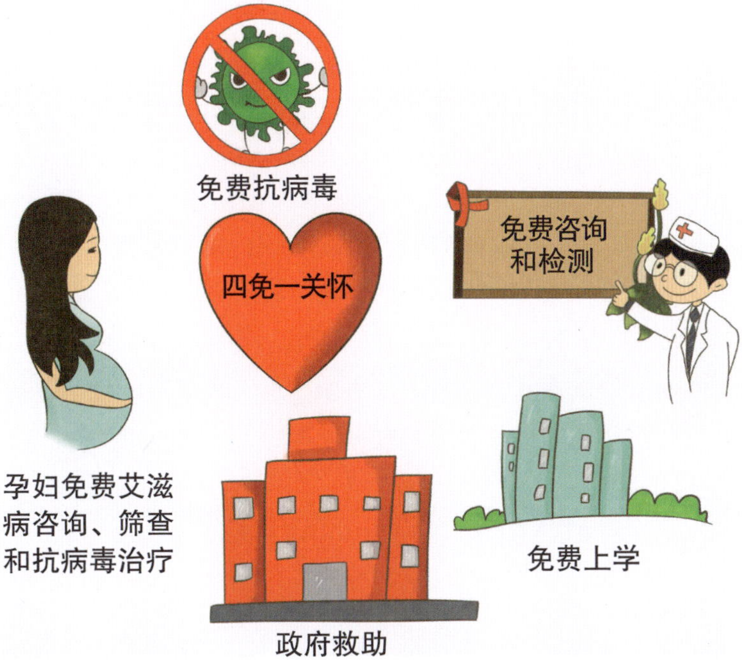

我国对艾滋病患者提供“四免一关怀”政策：

①艾滋病患者自愿免费咨询和检测（各地疾病预防控制中心负责）。

②艾滋病患者免费抗病毒治疗（当地的抗病毒治疗机构负责）。

③艾滋病患者的孤儿免费上学（当地教育部门负责）。

④孕妇免费艾滋病咨询、筛查和抗病毒治疗（当地妇幼保健院负责）。

⑤生活困难的艾滋病患者及其家庭纳入政府救助范围（当地民政部门负责）。

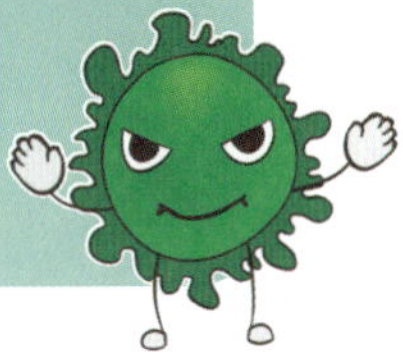

（九）广西壮瑶民俗中的养生保健

1. “干栏”建筑

壮瑶民族傍山居住，山林茂密，气候温热潮湿，易得痧瘴之疾，加上野兽蛇虫出没，易受袭击伤害。为了预防疾病，避免野兽蛇虫伤害，壮瑶先民发明了“干栏”建筑，这种房屋上下两层，上层住人，距地面5米左右，下层存放农具等器物及圈养牛、猪等。这种建筑不仅通风、采光、照明功能良好，还可以有效地防避瘴气，抵御野兽蛇虫袭击，减少风湿病的发生。

2. 体育运动

从宁明花山岩壁画和壮乡铜鼓上的舞蹈造型、气功图谱以及沿袭至今的在农闲、节日开展的一些传统健身活动可见，抛绣球、龙舟竞赛、赛高跷、板凳龙、舞狮子、竹竿赛、拾天灯等民俗是壮族的传统体育活动，也是壮族人民强调“未病先防”预防保健观念的具体表现。说明壮族人民早已意识到运动可以增强体质，预防疾病。

3. 端午药浴

每年端午节，壮民各家各户均将自采的草药如艾叶、青蒿叶、佩兰叶、菖蒲叶、柚子叶等煎水沐浴。壮族民俗认为，五月初五的草药根肥叶茂，药力较大，疗效良好，可预防疾病发生。

4. 唱山歌

壮族习俗以善歌著称，壮乡常被称为“歌海”。每到节日、圩日或婚庆之日，远近几十里的男女青年都会汇集于歌圩或山头对歌，山歌有独唱、重唱、领唱、合唱等方式。唱山歌能抒发情怀，表达赞赏爱慕之心，增加肺活量、激发情志。

5. 五色饭、三月初三

五色饭是清明、三月初三时节壮民用枫叶、密蒙花、墨米、白糯米等做成，具有生津止渴、清热解毒的功效。

艾滋病防治知识 31

要保命，早找医生。感染了艾滋病，要尽快去以下这些机构治疗。请放心，医生会为您做好保密工作。

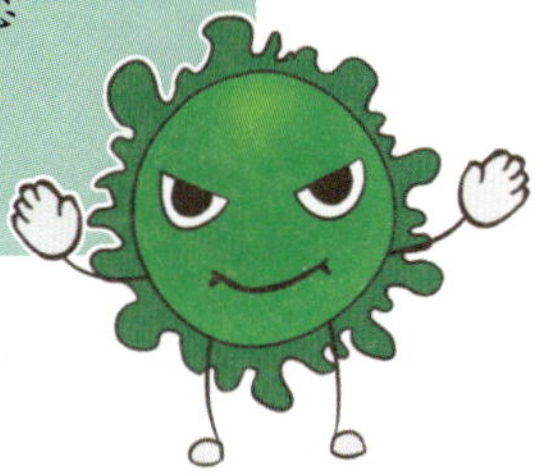

广西壮族自治区疾病预防控制中心（南宁市金洲路18号）：2517805

广西瑞康医院（南宁市华东路10号）：2188512

广西医科大学第一附属医院（南宁市双拥路6号）：5301670

南宁市第四人民医院（南宁市长堽路二里1号）（全广西定点艾滋病治疗机构）：5642089、5660205、18077105845

南宁市武鸣区抗病毒治疗点：6230287

南宁市武鸣区陆斡镇抗病毒治疗门诊：6081124

南宁市武鸣区罗圩镇抗病毒治疗门诊：6361113

南宁市武鸣区府城镇抗病毒治疗门诊：6331412

横县抗病毒治疗点：7260337

横县百合镇抗病毒治疗门诊：7415869

横县校椅镇抗病毒治疗门诊：7113471

横县陶圩镇抗病毒治疗门诊：7156121

横县云表镇抗病毒治疗门诊：7433319

横县峦城镇抗病毒治疗门诊：7394497

宾阳县抗病毒治疗点：8280253

宾阳县黎塘镇抗病毒治疗门诊：8214149

宾阳县大桥镇抗病毒治疗门诊：8113206

宾阳县芦圩镇抗病毒治疗门诊：8232375

宾阳县古辣镇抗病毒治疗门诊：8330404
宾阳县武陵镇抗病毒治疗点：8302330
上林县抗病毒治疗点：5211072
上林县白圩镇抗病毒治疗门诊：5154796
马山县抗病毒治疗点：6803697
马山县加方乡抗病毒治疗门诊：6910120
马山县金钗镇抗病毒治疗门诊：6841979
马山县周鹿镇抗病毒治疗门诊：6880802
隆安县抗病毒治疗点：6529410
隆安县那桐镇抗病毒治疗门诊：6670906
隆安县乔建镇抗病毒治疗门诊：6613067
南宁市兴宁区三塘镇四塘抗病毒治疗门诊：4241567
南宁市江南区苏圩镇抗病毒治疗门诊：4177456
南宁市西乡塘区坛洛镇抗病毒治疗门诊：3351984
南宁市青秀区长塘镇抗病毒治疗门诊：4270570
南宁市青秀区南阳镇抗病毒治疗门诊：4322298
南宁市邕宁区那楼镇抗病毒治疗门诊：4346210
南宁市邕宁区蒲庙镇抗病毒治疗门诊：4717772
南宁市良庆区良庆镇抗病毒治疗门诊：4750620
南宁市良庆区大塘镇抗病毒治疗门诊：4122456
南宁市良庆区那陈镇抗病毒治疗门诊：4141120
南宁市江南区吴圩镇抗病毒治疗门诊：4207907